Mia Schmidt

... und fühle mich so jung dabei

D1678394

FACHBUCHREIHE KRANKENGYMNASTIK
Physikalische Therapie – Prävention – Rehabilitation
Herausgeberin: Anneliese tum Suden-Weickmann

Mia Schmidt

...und fühle mich so jung dabei

15 Jahre Gymnastik mit Senioren
Erfahrungen – Anleitungen

Pflaum Verlag München

Mia Schmidt,
Krankengymnastin und Vizepräsidentin des Bayerischen Turn-
verbandes ist seit vielen Jahren im Seniorensport tätig. Sie ist
weiterhin für Ausbildung die von Übungsleitern für Gymnastik,
Tanz und Seniorensport zuständig.

Die Deutsche Bibliothek – CIP-Einheitsaufnahme

Schmidt, Mia:
... und fühle mich so jung dabei : 15 Jahre Gymnastik
mit Senioren ; Erfahrungen – Anleitungen / Mia Schmidt. –
München ; Bad Kissingen ; Baden-Baden ; Berlin ; Düsseldorf ;
Heidelberg : Pflaum, 1992
    (Fachbuchreihe Krankengymnastik)

ISBN 3-7905-0616-8
Copyright 1992 by Richard Pflaum Verlag GmbH & Co. KG München · Bad
Kissingen · Baden-Baden · Berlin · Düsseldorf · Heidelberg
Satz und Verarbeitung: Pustet, Regensburg
Druck: Pflaum, München

Inhaltsverzeichnis

Zum Geleit

Mia SCHMIDT legt ein Lehrbuch für den Alterssport vor. Basis ist ihre langjährige Erfahrung in der Betreuung von Altersgruppen und der Ausbildung von ÜbungsleiterInnen für den Bayerischen Turnverband. Wer sie als »bewegende Akteurin« aus dem Videofilm »Beweglich bleiben« (1989) in Erinnerung hat, als Referentin bei Symposien und Kongressen, als Lehrgangsleiterin, wird ihr jedes Wort glauben und die Stundenbilder gerne nutzen, die sie so sorgfältig und umfassend zusammenstellte. Die konstanten Fragen unserer Übungsleiter und Sportlehrer: Was mache ich in den nächsten Stunden, was gibt es Neues, welche Geräte kann ich nutzen, was macht den Älteren Spaß, was ist erprobt? Diese Fragen brauchen Sie bei Benutzung dieses Buches nun einige Zeit nicht mehr zu stellen. Aber Stundenbilder sind keine Vorschrift, die man nur nachzumachen bräuchte. Jede Übungsleiterin, Sportlehrerin, jeder Sportlehrer ist eine Person mit Stärken und Schwächen und bevorzugt mit Recht gerade das, was sie/er besonders gut kann: die sportlichen Inhalte, die Gymnastik, koordinative Anforderungen, Spiele, Tänze, Kombinationen. Die Autorin will keine Rezepte vermitteln, sondern Anregungen geben. Mia SCHMIDT kann zwar vom Aufbau und den Inhalten her sehr gut nachgeahmt werden, weniger aber vom Verhaltensstil her, ihrer sprichwörtlichen Aufgeschlossenheit und Kommunikationsfähigkeit, Musikalität, dem persönlichen Stil, wie sie ihre Gruppen »in Schwung« bringt. Also: von unseren ÜbungsleiterInnen/SportlehrerInnen ist persönliche Note gefordert und Variabilität in der Durchführung.

Der mehr theoretische 1. Teil und die unterrichtsmethodisch-orientierte Praxis des 2. und 3. Teils ergänzen einander harmonisch. Immer wieder hat der Übungsleiter zu fragen, was die individuellen Besonderheiten seiner Teilnehmer sind, wie er sie zu einer echten Gruppe formen kann, welche Wünsche für die Gestaltung der Sportstunden vorhanden sind. Ältere wollen natürlich auch ihren Spaß haben, gesund und leistungsfähig bleiben / werden, – sie schätzen einen *modernen Sport* und *gute Übungsleiter-Innen.*

Dieser Leitfaden war schon lange nötig, trotz der vielen Bücher, die es zum Alterssport bereits gibt. Alter und Altern sind meist subjektive Einschätzungen. Carl Diem sagte vor 40 Jahren: »Der Mensch ist so jung, wie er sich gerne bewegt.«

Allen Nutzern dieses Buches wünsche ich, daß sie ihren Teilnehmern vermitteln können, wie gut aufgebaute, regelmäßige Sportstunden das Altern beeinflussen.

Prof. Dr. Hermann Rieder
Leiter des Instituts für Sport und Sportwissenschaft
der Universität Heidelberg

TEIL I

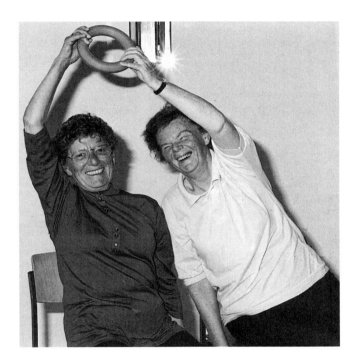

Sinn des Sporttreibens im Alter

Zwei Damen im rüstigsten Seniorenalter sitzen in ihrem Gymnastikraum nebeneinander und strecken und dehnen ihre Muskeln nach allen Regeln der Kunst. Die Jüngere stöhnt und schnauft dabei mehrmals heftig. Die Ältere sieht sie daraufhin an und bemerkt voller Mitgefühl: »Du bist wohl nicht im Training?«

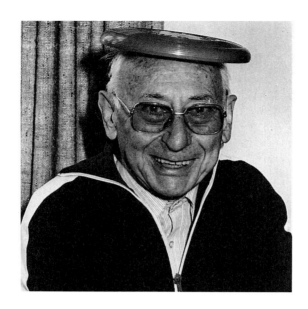

»Sport«? Brauchen wir ihn? Schafft er tatsächlich dieses unglaublich positive Lebensgefühl? Wie lange betreibt man aktiv »Sport«? Und wann erreichen andere Dinge im Leben eine höhere Wertigkeit? Weiß der Sporttreibende, was er für seinen Körper tut? Welche Sportart schult sein Bewußtsein für das optimale »Funktionieren« seiner Gelenke? Geht diese Bewußtmachung neben all den modischen Sportarten unter?

Wer lange regelmäßig Sport betreibt, hat die Chance der Erhaltung der Lebensqualität über einen längeren Zeitraum als der Nichttrainierte.

Wie soll diese »Qualität« aussehen?
★ Bewußtmachen und Lernen einer optimalen Körperhaltung
★ Dehnung und Kräftigung der weitgehend inaktiven Muskulatur, korrigierendes Einwirken auf die Gewohnheitshaltung
★ Schulung einer ausgewogenen (gleichmäßigen) Belastung aller Gelenke
★ Ausführung von Bewegungen im gesamten Bewegungsausmaß
★ Schulung des Gangbildes
★ Schulung der Koordinationsfähigkeit.

Das Ziel für den älteren Sporttreibenden muß die Erhaltung der Selbständigkeit sein, die es ihm ermöglicht, mit Würde und Lebensfreude seinen Lebensabend zu verbringen. Körperliche Leistungsfähigkeit allein bewirkt dies nicht, aber ein Training, inhaltlich ausgewogen, das auch Geist und Seele miteinbezieht, schafft die nötigen Voraussetzungen.

Die Palette der Sportarten wird immer größer und weckt die Neugier. Hinweise auf ein hohes »gelebtes« Lebensalter im asiatischen Raum lassen einen starken Glauben an die Wirkung dieser Sportarten entstehen.

Wie leicht gerät man dann an die Grenzen des eigenen Leistungsvermögens, wenn nicht die Basis sowohl körperlich als auch geistig bereitet wurde, eben durch das Kennen- und Beurteilenlernen der eigenen »Funktion«, »Kraft« und »Kondition«.

Nicht immer lassen sich Enttäuschungen vermeiden, sie aber so klein zu halten, daß sie die Motivation zum Sporttreiben nicht nehmen, ist das Ziel der folgenden Seiten.

Zielsetzung

Leben ist Bewegen
 Bewußt bewegen
  Unabhängig sein durch Bewegen
   Glücklich sein durch Bewegen
Steigerung der Bewegungsqualität physisch wie psychisch.

Grundsätzliche Überlegungen für den Lehrer

Folgende Überlegungen, einmal kurz zusammengefaßt, stehen für einen Lehrer am Beginn seines Aktivierungsprogramms für Senioren:

1. Organisation

Der persönliche Umgang mit den Teilnehmern und die Art des Umganges der Teilnehmer untereinander,
Angebotsmöglichkeiten, die über den Sport hinausgehen,
Urlaubswochen oder Freizeiten mit Senioren,
Außergewöhnliche Ereignisse.

2. Teamarbeit

Aktivierung der Teilnehmer,
Förderung des Selbstvertrauens,
Zwei sich ergänzende Leiter sind besser als einer allein!
Vermeidung übermäßiger Grüppchenbildung unter den Teilnehmern,
Gemeinsame Erlebnisse fördern den Zusammenhalt,
Stolz durch gewachsenes Selbstbewußtsein,
Leistung durch Stärke.

3. Tips für Übungsleiter und Sportlehrer

Ständige Kontrolle der eigenen Person,
Ständige Kontrolle des Übungsprogramms,
Ständige Kontrolle der Gruppe,
Ständige Kontrolle des einzelnen Teilnehmers,
Musikauswahl variabel gestalten,
Übereinstimmung von Musik – Bewegung – Gruppe,
Betonung des Übungs-Ziels betr. Sinn und Ausführung,
Aufgaben stellen,
»Garnierung« durch wechselnde Handgeräte, Veränderung der
Aufstellungsformen, der Anzahl der Gruppenteilnehmer (2, 5, 6
etc.).
Jede Stunde muß für den Teilnehmer erfolgreich enden!
Jede Stunde muß alle Last und den Unmut des Alltags vergessen
lassen!

Äußere Bedingungen

a) Raum

Die Ansprüche an eine Gymnastik- oder Sporthalle sind, auch bei
den Teilnehmern, gestiegen. Blitzende Fitneßgeräte, große Spie-
gel, Grünpflanzen und leise Musik verfehlen ihre Wirkung nicht.
Allerdings spielt hier die Frage nach der Art der Teilnehmer eine
große Rolle: eine einfache Bäuerin aus Oberbayern braucht zu
ihrem Wohlbefinden sicher eine andere Umgebung als eine ver-
wöhnte Frau aus der Stadt. Vom komfortablen Fitneßraum bis
zum einfachen Vereinsversammlungsraum reicht hier die Palette,
eine gewisse Grundausstattung muß aber auf jeden Fall vorhanden sein:
Angenehmes Licht, regulierbare Heizsysteme sowie eine
ausgezeichnete Belüftung sind selbstverständlich. Große Beachtung sollte den akustischen Verhältnissen geschenkt werden, da
sich die Verständigung in großen Hallen als äußerst schwierig

gestaltet, um so mehr, wenn es sich um ältere Menschen handelt. Mikrophone kommen hier nur ganz selten zum Einsatz, sie beeinträchtigen die Bewegungsmöglichkeiten des Leiters. Schließt man diesen Mangel aus, dann ist ihre Anschaffung in der Regel zu teuer. Auch lassen sie selten eine persönliche Kontaktaufnahme zur Gruppe zu.

Der moderne Sportunterricht kommt ohne Musik nicht mehr aus. Ihre motivierende Wirkung ist unbestritten. Einsatz und Umgang mit ihr erfordern aber eine besonders sorgfältige Planung. Im allgemeinen werden Casettengeräte verwendet, deren Laufgeschwindigkeit regulierbar ist. Eine Einstellung der Lautstärke nach den Bedürfnissen der Teilnehmer muß immer vorgenommen werden. Jüngere Übungsleiter achten nicht sehr gern darauf, sie sind überzeugt von der Wirkung der Lautstärke. Ein Blick auf manch schmerzerfülltes Teilnehmergesicht sollte hier für Abhilfe sorgen helfen!

Vielbelächelt und als minderwertig bezüglich der körperlichen Leistung eingestuft, ist der *Stuhl* beim Sport mit Älteren ein »Muß«. Daß Stuhlgymnastik nur eine Sportmöglichkeit für Hochbetagte oder körperlich Behinderte bedeutet, ist ein weitverbreiteter Irrtum. Jeder praxiserfahrene Sportunterrichtende kennt die Schwierigkeiten seiner Teilnehmer z. B. beim Aufrichten der Wirbelsäule und Halten in der Endposition aus der Ausgangsstellung Langsitz, wie meistens zu sehen ist. Der gleiche Versuch bei angestellten Beinen bringt selten eine Verbesserung. Doch wie vielfältig sind hier die Möglichkeiten beim Sitz auf dem Stuhl: unter Vermeidung zahlreicher Ausweichbewegungen ist eine Konzentration auf die gewünschte Bewegungsform möglich. Um dieses Ziel aber bei Älteren zu erreichen, nämlich über Kraftzuwachs und Bewußtmachung die Automatisierung, ist eine häufig weit unterschätzte Anstrengung notwendig. Als Ergänzung zum Stuhl kommen für besser bewegliche Teilnehmer noch *Gymnastikmatten* in Frage, die nicht größer zu sein brauchen, als daß der Rumpf darauf liegen kann. Bei der Fußgymnastik dienen sie als wärmende Unterlage.

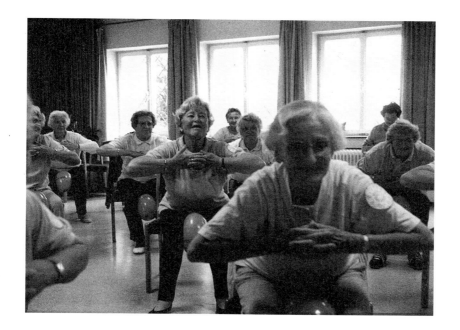

Der erfolgreiche Kampf gegen die Gewohnheitshaltung kann beginnen!

b) Geräte

Das Angebot an Sportgeräten ist riesig. Zweimal pro Jahr werden Neuerungen vorgestellt, doch selten findet man dabei echte Neuerscheinungen, häufig handelt es sich, bei bekanntem Einsatz und Wirkung, nur um ansprechendere »Verpackungen«. Eine überlegte Auswahl ist erforderlich! Die meist vorhandene Grundausstattung in den Sportstätten obliegt in ihrer Anwendung der Phantasie des Übungsleiters.

Für sportliche Späteinsteiger kommen Gegenstände des täglichen Gebrauchs zum Einsatz, z. B. Strümpfe, Zeitungsrollen und dergleichen, die, inzwischen verfeinert, das Angebot enorm erweitern und in ihrer geringen Verletzungsmöglichkeit dem Anfänger die Angst nehmen. Die Lust an der Bewegung wird dadurch vergrößert, ohne den Trainingserfolg zu verringern.

c) Zeit

Der Trainingsbeginn richtet sich nach der Zielgruppe und der Raummöglichkeit. Im Berufsleben stehende Teilnehmer können nur Abendprogramme annehmen, Zeitungebundenen ist ein Vormittagstermin angenehmer, Senioren gehören hier dazu, der restliche Tag läßt ihnen dann noch genügend Zeit für andere Aktivitäten. Es erstaunt oftmals, wie viele Sportstätten gerade am Vormittag freie Kapazitäten haben, man muß nur danach fragen.

Ein weiteres Eingehen auf individuelle Wünsche ist nicht möglich, es bietet sich dann nur noch ein Einzeltraining an, worauf hier aber nicht eingegangen wird.

d) Ankündigung

Ankündigen kann man Veranstaltungen überall, und je häufiger, desto besser. Faltblätter mit anhängenden Gutscheinen für einen Probebesuch erweisen sich als ebenso wirkungsvoll wie die tägliche Anzeige in der Tageszeitung. Die Kontaktaufnahme zu Ärzten und die gegenseitige Information zeigen ihre Wirkung. Auch die Krankenkassen empfehlen seit einiger Zeit äußerst intensiv die Teilnahme an Seniorensportveranstaltungen, doch die Mund-zu-Mund-Werbung hat sich immer noch als die beste erwiesen. Von dieser bis zu dem ersten gemeinsamen Schritt dorthin ist der Weg am kürzesten. Regelmäßige Berichte, Fotos und dergleichen wecken Neugier, aber eines muß dabei immer gewährleistet sein: Das Programm muß der Ankündigung entsprechen!

Denn: Ein Sportprogramm für ältere Menschen hat einen ebenso hohen Anspruch zu erfüllen wie für jüngere. Es ist kein Sport, den man nur mit »halber Kraft« betreibt!

Die Vorbereitung und Durchführung eines solchen Programms verlangt vom Übungsleiter höchste Konzentration und Aufmerksamkeit!

Das bunte Bild der Teilnehmer

Wie sind die Personen geartet, aus denen sich eine Sportgruppe zusammensetzt? Trainiert – Anfänger – weiblich – männlich – Stadt – Land – allein lebend – in Familiengemeinschaft – eigenmotiviert – fremdmotiviert – (Ehe)Paare – unterschiedliche Altersgruppen?

Nimmt man eine sporttreibende Gruppe einmal unter die Lupe, erkennt man ein ganzes Kaleidoskop von Menschentypen und Schicksalen. Sie alle in gleichem Maße zumindest zufriedenzustellen oder, besser noch, zu fordern, bedeutet ein äußerst schwieriges Unternehmen. Deshalb ist es immer günstig, wenn die Teilnehmerzahl nicht mehr als fünfundzwanzig beträgt und damit genügend Überschaubarkeit und persönliche Kontaktaufnahme ermöglicht. Denn betritt man einen Raum mit vielen Menschen, erdrückt zunächst einmal die Masse den einzelnen. Noch schwieriger gestaltet sich diese Situation für Ältere, wobei hier auch noch die Anfangsnervosität eine gewisse Rolle spielt.

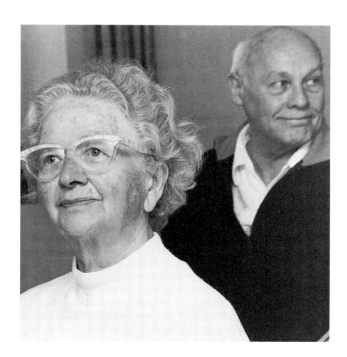

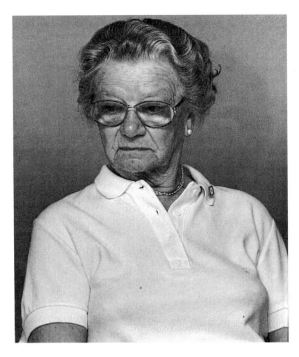

Kommt ein neuer Teilnehmer dazu, wirkt eine Vielzahl von Eindrücken auf den oder die »Neue« ein:

★ Wer und wo ist der Übungsleiter?

★ Wen kann ich am leichtesten ansprechen?

★ Wo findet er oder sie einen Übungsplatz, ein Übungsgerät?

Am günstigsten ist es immer, wenn man von einer bekannten Person mitgenommen und in die Gruppe eingeführt wird.

Der Übungsleiter ist leicht an einer exponierten Stelle des Raumes zu erkennen, wo er sich meist mit der Installierung seines Musikgerätes beschäftigt, ständig unterbrochen durch freudiges Begrüßen der Teilnehmer.

Erkennungsrufe fliegen hin und her, Plätze, gewohnte, nach Möglichkeit nie vertauschte, werden eingenommen. Das in seiner Atmosphäre fröhliche Durcheinander löst sich.

Nun endlich entdeckt der Übungsleiter den neuen Teilnehmer. Eine äußerst schwierige, gespannte Situation entsteht für ihn und muß entschärft werden:

Die Änderung der Sitzordnung!

Der Übungsplatz

Welche Kriterien bestimmen die Auswahl eines Übungsplatzes innerhalb einer Gruppe?

1. Ungehinderter Blick auf den Übungsleiter,
2. Lichtverhältnisse,
3. Raumverhältnisse (Tür und Fenster),
4. Sehvermögen,
5. Hörfähigkeit,
6. Akustische Gegebenheiten,
7. Die Größe der Gruppe,
8. Art der umgebenden Personen.

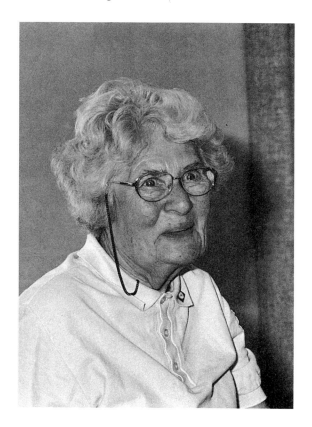

Da in Turnhallen in der Regel die Fenster geschickt unter der Decke angebracht sind, beeinträchtigen sonst störende Lichtverhältnisse den Übungsbetrieb nicht. Wenn erforderlich, sorgt die Hallenbeleuchtung für die nötige unaufdringliche Helligkeit.

In kleineren Sälen findet man, dank phantasievoller Architekten, völlig andere Fensteranordnungen, die beim Übungsbetrieb berücksichtigt werden müssen. Unter Umständen müssen Rollos oder Vorhänge, besonders im Frühling und Herbst, vor schräg einfallenden Sonnenstrahlen schützen, was manchmal sehr zum Bedauern der Teilnehmer geschieht. Es ist aber die Aufgabe des Übungsleiters, es jedem einzelnen in der Gruppe zu ermöglichen, das Übungsprogramm gut zu erkennen und nachzuvollziehen.

Noch schwieriger ist das Hören! Vor allem, wenn mehrere Dinge gleichzeitig gehört werden sollen, z. B. die Musik, die Übungsanweisung und die witzige Bemerkung der Nachbarin, dazu das verstärkte Atmen, weil man ja gerade aktiv ist. Auch hören viele ältere Menschen nur noch auf einem Ohr; dies wirkt sich sicher ebenso auf die Auswahl des Platzes aus.

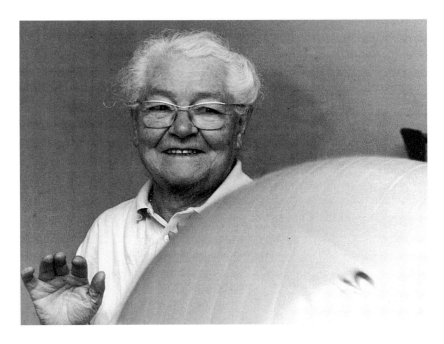

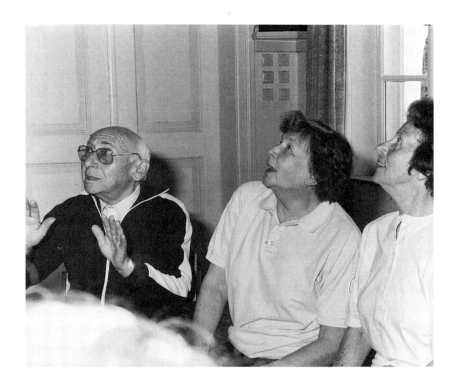

Wohl dem Leiter, der über eine kräftige, ausdrucksstarke Stimme verfügt!

»Ihre bisher höchste Belastung erlebte meine Stimme, als ich bei einer turnerischen Großveranstaltung mit der Aufgabe konfrontiert wurde, mit 120 (!) Teilnehmern in einem Arbeitskreis Inhalte der funktionellen Wirbelsäulengymnastik zu erarbeiten. Das von mir angeforderte Mikrophon stand auf der Tribüne, wo die Zuschauer saßen und ein Demonstrieren der Übungen nicht möglich war. Die angebotene »Flüstertüte« behinderte mich stark, denn ich hatte nur noch einen Arm zur Verfügung. Also steckte ich meine ganze Energie in die körperliche Demonstration und vor allem in die Stimme als Bewegungsbegleitung. Der Schweiß floß in Strömen, aber die Stimme hielt 90 Minuten lang. Auch die Wiederholung des Arbeitskreises mit ebenso vielen Teilnehmern gelang. Bei der dritten Wiederholung begleitete uns auch noch ein Fernseh-Team, was zur

Steigerung des Engagements beitrug – die Stimme hielt noch immer. Erst am folgenden Tag deutete eine leichte Heiserkeit die vorangegangene Anstrengung an.«

Der Lehrer benützt seine Stimme während des Trainings nicht allein, um die Übungen anzusagen, sondern er begleitet mit ihr auch den Ablauf. Die Stimme kann, rhythmisch eingesetzt, Einfluß nehmen auf das Tempo, die Intensität und die Anzahl der Wiederholungen. Sie ist in der Lage zu motivieren und anzuspornen, allein von ihrer klanglichen Qualität her gesehen. Neben der Verwendung von Musik jeder Art fällt der Stimme im Übungsbetrieb die wichtigste Rolle zu. Jeder Teilnehmer hört ihr zu und folgt ihr.

Das Ausnützen der besten akustischen Situation für den einzelnen bestimmt die Platzwahl.

Nicht zu unterschätzen für das Wohlbefinden eines Menschen sind die ihn umgebenden Mitübenden. Die anfängliche Unsicherheit beeinflußt die Eigendarstellung des Neuen. Erst nach zwei bis drei Übungsstunden läßt sich erkennen, wie und ob die Umgebung paßt.

Beobachten ist wichtig!

Eine große Hilfe erfährt der Leiter, wenn er Übungsaufgaben für kleine Gruppen stellt; ein Beobachten fällt dabei leichter:
Wie gehen die Partner miteinander um?

★ Wer versucht, stärker zu sein?
★ In welcher Weise gibt der andere nach?
  Resigniert er?
  Paßt er sich gerne an?
★ Genießt er das Bewegen?
★ Wer gibt zuerst auf und warum?
★ Wo sitzt die fröhlichste Gruppe?

Körperliche und soziale Komponenten

Gymnastik ist die zu wählende Sportart, wenn man im höheren Alter oder nach langer Pause mit dem Sporttreiben beginnt. Warum? Weil dieses umfassende Körpertraining Muskeln, Sehnen und Bänder auf ungewohnte Belastungen vorbereitet. Das Ausmaß der noch vorhandenen Beweglichkeit wird dabei erkannt, eventuell verbessert, ebenso die Herz-Kreislauf-Belastung. Geschicklichkeit und Gewandtheit werden geschult, Reaktions- und Koordinationsvermögen gesteigert. Bevor der Mensch eine spezielle Sportart für sich auswählt, ist ein funktionelles Gymnastiktraining zu absolvieren.

Frauen gelingt es leichter, dieses durchzuführen. Sie fühlen sich davon angesprochen, die Art der Präsentation entspricht ihren Vorstellungen, zumal mit Musik gearbeitet wird. Männer sehen Gymnastik eher mit skeptischen Augen an: Bevor man sich wie eine Frau bewegt, begleitet man lieber die eigene Gattin zur Sportstunde und holt sie später wieder ab.

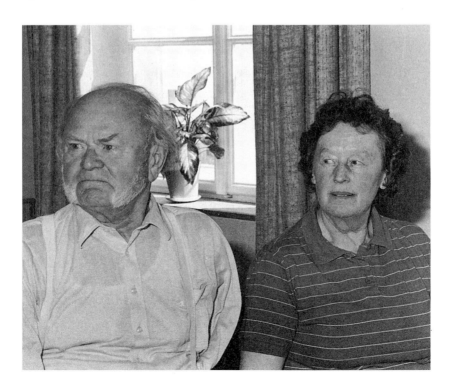

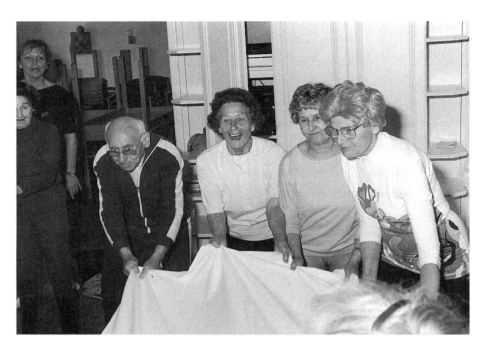

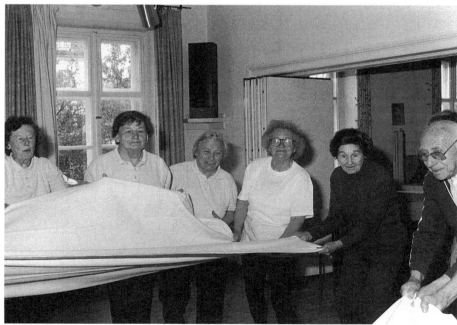

Nur sehr langsam beginnt sich ein Sinneswandel zu dieser Einstellung abzuzeichnen, denn das Bedürfnis des Ausruhens im Alter wächst und nimmt Einfluß auf die Frage nach der Notwendigkeit, jetzt noch Sport zu treiben. Der Erfolg einer guten Gymnastik, das wachsende Gesundheitsbewußtsein, der Spaß an der Gemeinschaft der Gruppe, die positive Lebenseinstellung überzeugen allmählich, so daß der Anteil der Männer zunimmt. Viel Überzeugungsarbeit ist durch die Lehrer dennoch nötig; und auf dem Dorf mehr als in der Stadt!

Die ersten Seniorengymnastikgruppen gründeten sich vor rund 20 Jahren in Städten, organisiert und betreut von sozialen Verbänden und Kirchen. Einsame Menschen aus ihrer Isolation einzuladen zu gemeinsamen Gruppenerlebnissen, sowohl kultureller wie sportlicher Art, war und ist bis heute der Grundgedanke.

Das Erscheinungsbild des alten Menschen erlebte während der vergangenen Jahre sichtbare Veränderungen: »Betreuung« wurde durch »Aktivierung« ergänzt. Zu dieser Aktivierung ist ein guter körperlicher wie geistiger Zustand notwendig. Das Rentenalter erlebnisreich gestalten und genießen wurde immer mehr zum verständlichen Ziel.

Bald trafen sich Senioren zum Sporttreiben auch auf dem Lande, sogar in Gegenden mit noch existierenden Großfamilienstrukturen. Bäuerinnen, die lange und schwer gearbeitet hatten, entdeckten den Gesundheitswert der Gymnastik und genossen das Zusammensein mit Gleichgesinnten. Hier spielte nicht die Einsamkeit, sondern der Erlebniswert und das Gesundheitsbewußtsein eine wesentliche Rolle. Stabile, freundschaftliche Gemeinschaften sind daraus entstanden.

Gespräche über solche positiven Erfahrungen motivieren zur Teilnahme. So setzt sich das Bild einer Seniorengruppe aus sehr unterschiedlich Trainierten zusammen und erschwert natürlich die Auswahl des Übungsprogramms. Ein starres Festhalten am erstellten Übungsplan bringt weder den Teilnehmern noch dem Lehrer den gewünschten Erfolg.

Zum Lehrerverhalten gehören somit:

★ ständiges Beobachten,
★ Eingehen auf Schwierigkeiten,
★ Erklären einzelner Übungsabschnitte,
★ schrittweises Vorgehen und
★ ehrliches Lob.

Dies alles trägt bei zur Integration. Altersunterschiede von 20–25 Jahren können so problemlos überbrückt werden, ohne daß sich die einen Teilnehmer über- und die anderen unterfordert fühlen.

Freundlichkeit, Toleranz und Durchsetzungsvermögen sowie Kontaktfreudigkeit und ein breitgefächertes fachliches Können bilden die Voraussetzungen für einen geeigneten Übungsleiter. Nur so ist er in der Lage, ausgeprägte Individuen zu einer Gruppe zu formen.

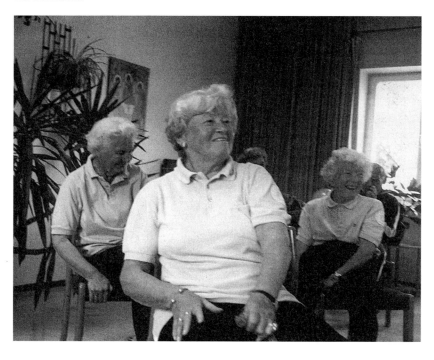

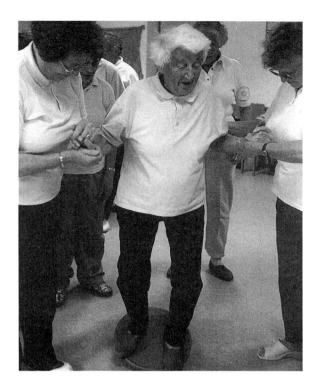

Freizeiten

Bezogen auf die Lebensumstände zur Zeit und auf die kommenden 20–30 Jahre ergeben sich deutliche Altersdifferenzen bezogen auf die Lebenserwartung zwischen Frauen und Männern. Der Altersunterschied beträgt zur Zeit sechs Jahre, so daß wir in den Sportgruppen fast ausschließlich Frauen finden. Der Anteil alleinstehender Menschen steigt.

Ihre Art zu leben unterliegt im Augenblick sichtbaren Veränderungen. Allein die Art, sich zu kleiden, farbenfroh und modisch, verdeutlicht Aufgeschlossenheit, Anpassungsfähigkeit und Flexibilität. Der Besitz eines Führerscheins und Autos schafft Unabhängigkeit und Mobilität. Entdeckungsfreude und Mut sind gewachsen. Das Interesse, auch an exotischen Dingen, ist geweckt. All diese Dinge zu erleben, zu denen man in jungen Jahren, verheiratet, mit Kindern, nicht kam, ist der Wunsch vieler älterer Menschen. Unzählige Organisationen, seien es private, kirchliche oder professionelle bieten Gruppenreisen an, die gerne wahrgenommen werden.

Besonders gut aufgehoben fühlen sich ältere, auch reiseunerfahrene Menschen in der Gruppe, mit der sie sich regelmäßig umgeben, deren Gesichter sie kennen. Schon der Gedanke an eine große gemeinsame Unternehmung, nämlich eine Reise, weckt ein starkes Zusammengehörigkeitsgefühl. »Sind wir nicht eine tolle Truppe, daß wir das unternehmen?« Stolz schwingt mit, Stolz auf das Besonders-Sein, das Dazugehören-Dürfen.

Voraussetzung für das Gelingen einer Seniorenfreizeit ist die exzellente Vorbereitung durch den Reiseleiter.

Freizeiten unterscheiden sich von Gruppenreisen zunächst einmal dadurch, daß die organisatorische Betreuung nicht professionell ist. Die Unterbringung und Verpflegung findet nicht unbedingt in Hotels oder Gasthöfen statt, sondern in Einrichtungen der Kirche, des Sports o. ä. Auch die Kostenbeteiligung durch öffentliche Ämter ist u. U. gegeben. Der Tages- bzw. Reiseablauf wird bis ins Detail geplant und durchgeführt. Neben der Unterhaltung ist dem Lernen gleicher Raum gegeben.

Hat eine Gruppe das unschätzbare Glück, einen Leiter zu besitzen mit den Gaben der Fröhlichkeit, der Umsicht, des Mutes zu ausgefallenen Unternehmungen, der Ruhe aus großer Erfahrung, ungewöhnlicher innerer Kraft, kulturhistorischem Interesse, Freude an der Natur und des Organisationstalents, könnte man meinen, daß Planung und Durchführung nur noch ein Kinderspiel sind. Schön wär's!

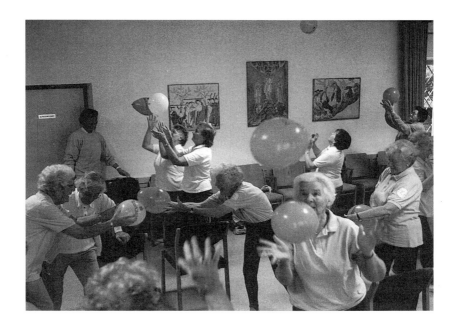

a) Programm

In der Regel umfaßt eine S(enioren)-Freizeit eine Woche.

Inhalte einer S-Freizeit ergeben ein geschlossenes Ganzes und vermitteln ein Gefühl der Harmonie, das sich auf die Gruppe überträgt.

Genügend Zeit, die Ereignisse zu erleben, ist für die Teilnehmer notwendig. Jede Form von Hektik stört den Ablauf.

Als günstig erweist sich immer wieder, Reisetermine, Abfahrtszeiten, Abfahrtsorte etc. schriftlich bekanntzugeben. Wünsche bezüglich der Sitzordnung in Bussen und der Zimmerbelegung werden berücksichtigt.

Kleine Aufmerksamkeiten während der Reise werden von den Teilnehmern als angenehm empfunden, z. B. Süßigkeiten, Obst oder dergleichen. Pausen sind notwendig, ebenso wie die Möglichkeit zu kleinen Mahlzeiten.

Am Ziel das Zimmer zu beziehen, die häusliche Umgebung zu erforschen, einen Erkundungsspaziergang zu machen, braucht Zeit, vermittelt aber erste Eindrücke des neuen Wohnortes.

Eine gesellige Gesprächsrunde nach dem Abendessen bei einem guten Glas Wein rundet den ersten Tag ab.

Eine Sportfreizeit beginnt mit Frühgymnastik, mit ruhigen Gedanken zum Einstellen auf den Tag. Jeder Tag enthält einen sportlichen Schwerpunkt, Gesprächsrunden zu vorgegebenen Themen folgen. Nach einer ausreichenden Mittagspause schließen sich kulturhistorische Unternehmungen an, Ziele werden erwandert oder mit dem Bus angefahren. Gemeinsames Singen, Spielen, Vorträge, Gespräche beenden den Tag.

Der letzte Abend erweist sich häufig als einer der Höhepunkte der Freizeit: Die Gruppe kennt sich nun gut und ist in der Lage, mit vielen originellen Ideen einen unterhaltsamen Abend zu gestalten. Wahre Schauspieler-Talente wurden dabei schon entdeckt.

Solche Erlebnisse haften im Gedächtnis, man erinnert sich gerne daran, lacht miteinander und fühlt sich wohl. Phasen der Niedergeschlagenheit überwindet der alte Mensch damit leichter. Die Einsamkeit bedrückt nicht so stark, die Gemeinschaft stützt.

Diesen sozialen Anspruch muß eine S-Freiheit erfüllen.

b) Sportliche und soziale Schwerpunkte einer Seniorenfreizeit

Die Frühgymnastik

Sinn der Frühgymnastik ist die körperliche und seelische Einstellung auf den Tag. Die Übungszeit kann zwischen 10 und 30 Minuten liegen, nicht länger, denn die Teilnehmer sind noch nüchtern. Schwerpunkte dieser Gymnastik sind folgende:
– Räkeln und Strecken
– ruhige Rumpfbewegungen im Sinne der Streckung
– langsames Dehnen
– fließende Arm- und Beinbewegungen
– atemgymnastische Übungen
– Schüttelungen
– Schwünge.

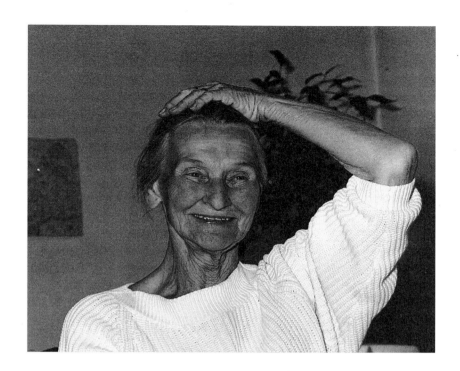

Äußerst wohltuend wird von älteren Menschen das Dehnen und Strecken empfunden. Nach einer Gewohnheits-Schlafstellung empfindet der Körper dies als besonders angenehm. Das Weitwerden bezieht sich auf den Brustkorbbereich und die Lunge: »Tief durchatmen, den Atem fließen lassen, Platz für die Luft machen!«

Eine Katze macht uns das vor: Wenn sie aufwacht, dann streckt und reckt sie sich und gähnt heftig. Uns tut das ebenso gut.

Fließende Arm-, Rumpf- und Beinbewegungen machen munter und regen den Kreislauf im selben Maße an wie Schwünge. Schüttelungen wirken gegen Trägheit, Verkrampfungen und Müdigkeit.

Eine rhythmische Begleitung unterstützt die Intensität der Übungen. Wenn es Musik ist, kommt zu der motivierten Grundstimmung noch die Wirkung auf die Atmung hinzu, vor allem, wenn alle singen.

Übungen mit häufigem Körperkontakt vermeide ich während der Frühgymnastik, weil meiner Erfahrung nach am Morgen der Mensch sich »befreien« muß, er braucht Luft, Raum und Bewegungsfreiheit zum positiven Einstieg in den Tag.

Eine Frühgymnastik im geschlossenen Raum zeigt bei weitem nicht die gleiche Wirkung wie im Freien. Zumindest muß, wenn keine andere Möglichkeit besteht, gut gelüftet werden.

Eine frische Gesichtsfarbe, sichtbare körperliche Spannkraft und Energie, physisches und psychisches Wohlbefinden und die Freude auf den Tag zu wecken ist der Sinn der Frühgymnastik. Sind alle so eingestellt, wird man beim anschließenden Frühstück keinen »Morgenmuffel« finden!

Thematische Schwerpunkte zum Kommunikationsprogramm

Die Zusammenführung von Menschen, die im normalen Alltag kaum den Weg zueinander finden, kann gerade in einer Freizeit auf vielfältige Art erreicht werden. Ein Weg dahin sind Gesprächsrunden, bei denen jeder seine Meinungen und Ansichten einbringen kann und dadurch seinen Mitmenschen bekannter wird, eventuell auch deren Interesse weckt.

Themen, über die die Gruppe ins Gespräch kommen kann, gibt es sicher genügend. Besonders sinnvoll und erlebnisreich wird es für alle, wenn die Sportstunden durch körpersprachliche Ausdrucksformen oder Spiel thematisch ergänzt oder unterstrichen werden. Denkbare Gedanken sind z. B.:
- Träume
- Kontakte
- Alter
- Wünsche
- Erinnerungen.

Träume, gute wie böse, beschäftigen die Menschen. Sie im Gespräch, denn jeder träumt, aufzuarbeiten sowie in Bewegungen umzusetzen erfordert viel Phantasie und Ausdruckskraft. Eine

Gruppe, die sich über längere Zeit kennt, hat den Mut zur Darstellung und spielt oder tanzt sich frei.

Kontakte, im Spiel oder beim Lösen einer Aufgabe zu knüpfen, gelingt meistens. Ob diese Kontakte positiv ausfallen, zeigt das Ergebnis. Zum Lösen mancher Spannungen ist der »Moderator« gefordert.

Alter, mit der Forderung nach Gesundheit, erwartet förmlich die sportpraktische Einflußnahme und ist das tägliche Brot der heimischen Übungsstunden.

Wünsche: Alle wünschen konkret ein bestimmtes Übungsprogramm, ein Handgerät oder ein bestimmtes Ziel, auch einen besonderen Partner, eine außergewöhnliche Atmosphäre. Es gibt noch viele Varianten!

Erinnerungen wecken bestimmte Musiktitel. Welche Tänze wurden damals getanzt? Welche wichtigen Dinge ereigneten sich?

Sicher gibt es noch viele Themen, die man während einer Seniorenfreizeit über einen begrenzten Zeitraum intensiv und mit vielen gestalterischen Möglichkeiten beleben kann. Ihre Beson-

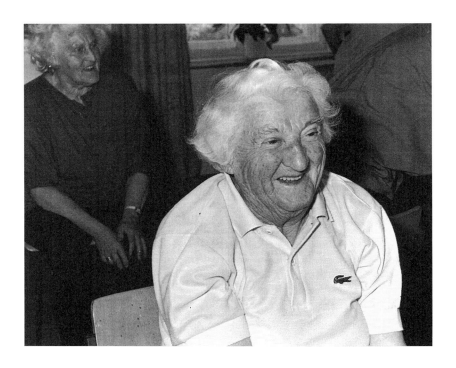

derheit ist sicher auch hier zu suchen, sie erfordert vom Leiter auch außerordentlich durchdachte Vorbereitung.

Ein weiterer Weg trennt Gesprächskreis und Sportpraxis völlig voneinander. Sportliche Fertigkeiten lassen sich durch die Möglichkeit des täglichen Trainings schneller erzielen. Der Übungsleiter findet endlich genügend Zeit zum Experimentieren sowie zum Ausprobieren neuer Programme. Für die Gruppe bedeutet der Wechsel in eine unbekannte Umgebung schon eine große Umstellung und damit einen neuen Trainingsreiz.

Fazit: Jeder Übungsleiter sollte es wagen, mit einer Seniorengruppe über mehrere Tage zu verreisen. Die große Mühe der Vorbereitung, Betreuung und Gestaltung lohnt sich vom ersten Augenblick der Reise an. Befragt nach ihren Eindrücken waren meine Senioren glücklich, dabeigewesen zu sein. Alle genossen die Gemeinschaft als Erlebnis, die neue Umgebung, die Kultur, auch die ungeteilte Aufmerksamkeit und Fürsorge der Leiter: »Es war das Schönste, was ich in den letzten Jahren erlebt habe!«

c) *Bedeutung und Zielsetzung von Senioren-freizeiten – Checkliste*

1) *Ziele des Veranstalters*

★ Bewußtmachen des Zusammenhanges zwischen Sport bzw. Turnen und Gesundheit.

★ Darstellung von Gesundheit im umfassenden Sinn als körperliches, seelisches, geistiges und soziales Wohlbefinden durch praktisches Erleben.

★ Schaffen eines voraussetzungslosen spielerisch-sportlichen Angebots als Motivation der Teilnehmer zum Turnen.

★ Vermittlung von Freude an gemeinsamer Bewegung, unterstützt durch das Loslösen aus der gewohnten Umgebung.

★ Aufzeigen von Möglichkeiten für den einzelnen Teilnehmer, Turnen als festen Bestandteil in den eigenen Tagesrhythmus einzubeziehen.

★ Heranführen älterer Menschen an turnerische Betätigung durch praktisches Beispiel und mit Hilfe Gleichaltriger, die bereits über positive Erfahrungen damit verfügen.

2) *Individuelle und soziale Ziele*

★ Erfolung finden.
★ Abschalten können.
★ Freude/Spaß haben.
★ Natur erleben.
★ Interesse neu entdecken/neue Interessen entdecken.
★ Mitteilungsbedürfnis stillen/mit anderen reden können.
★ Kontakte finden.
★ Gemeinschaft erleben.
★ Anregungen (»Handwerkszeug«) für weitere Aktivitäten mitnehmen.
★ Sich in die Gemeinschaft einbringen wollen und können.
★ Rücksichtnahme üben/Gemeinschaft ertragen können.
★ Verantwortung übernehmen wollen.
★ Kontakte aufbauen und pflegen.
★ Erwartungs- und Konsumhaltung abbauen/eigene Aktivitäten entwickeln.

3) *Checkliste für Freizeit-Leiter*

★ Zielort und Quartier aussuchen.
★ Günstige Fahrtmöglichkeit ermitteln (Bus, Bahn).
★ Versicherung für Nicht-Vereinsmitglieder klären.
★ Ziele und Inhalte zusammenstellen.
★ Ausschreibung aufsetzen.
★ Teilnehmer werben.
★ Vorbereitungstreffen mit den Teilnehmern organisieren.
★ Informationen zur Freizeit für die Teilnehmer schriftlich zusammenstellen und beim Vorbereitungstreffen übergeben.
★ Aufgaben zur Vorbereitung unter den Teilnehmern verteilen.
★ Materialliste aufstellen (Sport- und Musikgeräte, Spiele, Bastelmaterial, Liederbücher, Musikinstrumente usw.).

Sportliche Veranstaltungen mit unterhaltendem Charakter

Zu einer der wesentlichen Aufgaben eines Sportvereins oder einer ähnlichen Organisation gehört neben dem sportlichen das kommunikative Angebot. Hierzu zählen z. B. der Besuch oder auch die Teilnahme an Sportfesten, Wanderungen oder kulturellen Ereignissen. Dasselbe gilt auch für besondere Seniorenveranstaltungen, die am Nachmittag stattfinden und sich von anderen Angeboten in einigen Punkten unterscheiden.

Als vor Jahren die Bevölkerungsgruppe der »Senioren« immer mehr ins Licht der Öffentlichkeit trat, begannen die Landkreise und Gemeinden, aber auch kulturell orientierte Vereine und Gruppen mit unterhaltenden Nachmittagen für die älteren Bürger der Region. Wichtigster Programmpunkt für die Veranstalter war dabei die Ausgabe einer Mahlzeit. Ein Moderator kündigte die diversen Vorführungen an, meist Lieder und Theaterspiel. Nach ca. 2½ Stunden endete dieses Ereignis, ein soziales Engagement war dokumentiert.

Bereits als man begann, Seniorensport zu praktizieren, forderte der Philologe Dr. Hans Gabler vom Schwäbischen Turnerbund in zahlreichen Festreden und Lehrgängen immer wieder auf, alte Menschen zu aktivieren und nicht nur zu betreuen!

Diese Forderung schlug sich besonders in der Organisation und den Inhalten von Seniorentreffen nieder: Aus passiven Konsumierern entwickelten sich allmählich aktive Gestalter.

Wieviel Umdenken war dazu, auch bei mir, nötig!

Zu Beginn meiner Arbeit im Seniorensport vor 16 Jahren beherrschte mich noch die Überzeugung, alte Menschen leben jetzt in ihrem »wohlverdienten« Ruhestand. Dazu gehörte sehr wohl das aktivierende Sportprogramm, aber nicht ihr »Hinauszerren« in die Öffentlichkeit. Die mit unglaublichem Streß für die Akteure verbundenen Auftritte, womöglich auf Bühnen, hatten hier nichts zu suchen. Die Gefahr, vielleicht auch noch lächerlich zu wirken, lag außerdem nahe.

Das Gegenteil geschah schließlich.

Mit zunehmender Aktivität wuchsen körperliche und geistige Leistungsfähigkeit. Daraus entwickelte sich ein gesteigertes Selbstvertrauen und Selbstbewußtsein, gepaart mit persönlichem Stolz: »Nun wollen wir anderen zeigen, was wir in diesem Alter noch alles können!«

Sogenannte »Seniorentreffen« mit sportlichem Hintergrund boten und bieten in zunehmendem Maße Möglichkeiten hierzu.

Ein Unterschied zu den vorher genannten Senioren-Nachmittagen zeigt schon die Art, dorthin zu gelangen: Wanderungen bieten sich an. Der Austausch gemeinsamer Erlebnisse bei der anschließenden Mahlzeit schafft Kontakte.

Zuschauen und mitmachen, auch sich messen und vergleichen, Neues aufnehmen und Fertigkeiten überprüfen, besonders aber aktiv ein Treffen erleben ist Sinn und Inhalt einer solchen Veranstaltung.

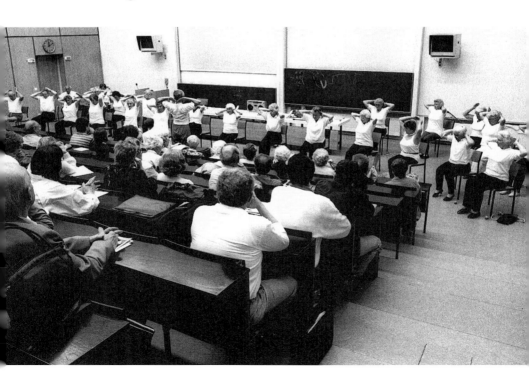

Selbst der Gedanke der Teilnahme an einem sportlichen Wettbewerb, z.B. dem Gruppenwettbewerb Gymnastik und Tanz, gerät in den Bereich des Möglichen.

Ähnlich erfolgreich erweisen sich Lehrveranstaltungen mit Demonstrationsaufgaben. Die Freude und der Stolz über die überraschte Reaktion der Zuschauer tragen hierzu bei.

Die Gruppe muß dieses Ereignis »erleben«! Als besonders hilfreich erweisen sich dabei direkte Kontakte zwischen Akteur und Zuschauer, gemeinsames Üben sowie das abschließende Gespräch.

Bühnenvorführungen erfordern, wenn nötig, eine besonders sorgfältige Überlegung und Vorbereitung.

Menschen, die erst im Rentenalter zum Sport gefunden haben, verfügen nur über begrenzte körperliche Ausdrucksformen. Dies ist ebenso zu berücksichtigen wie das äußere Erscheinungsbild. Inhalt, Aussehen, Ausdruck und Musikauswahl müssen zur Gruppe passen. Lächerlich oder kindisch darf eine Seniorengruppe auf der Bühne niemals wirken.

Fazit: Auftritte vor großem Publikum erweisen sich trotz Lampenfiebers als großes Erlebnis. Sie stärken das Selbstbewußtsein, machen froh und schaffen ein ungeheures Gemeinschaftsgefühl. So ergänzt auch hier die soziale die sportliche Komponente und erfüllt die Zielsetzung der Arbeit mit Senioren.

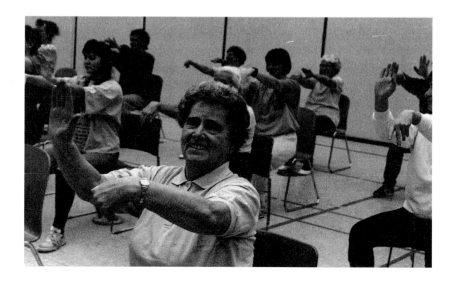

Abschied

Gemeinschaften, die den persönlichen Kontakt besonders ausgiebig pflegen, empfinden Trennungen in starkem Maße.

Veränderte, altersbedingte Lebensumstände zwingen zum Ortswechsel. Häufigster Grund ist zunehmend der Wohnungswechsel in ein Wohnstift für Senioren. So schön und so sinnvoll diese Einrichtungen auch sein mögen, bedeuten sie doch oft einen Einschnitt im Gruppengefüge.

Menschen im siebzigsten, achtzigsten, neunzigsten Lebensjahr stehen am Ende eines Lebens, das noch vor zwei Generationen in der sogenannten Großfamilie aufgehoben und versorgt gewesen war. Die vielbesungene Selbständigkeit, insbesondere die Unabhängigkeit von Familien, hat dann ihren Preis, wenn Krankheiten oder andere schwere Schicksalsschläge es dem alten Menschen unmöglich machen, sich selbst zu versorgen. Noch schwerer wird dann die seelische Einsamkeit empfunden: Die Neigung zu Depressionen steigt, und es erfordert ein hohes Maß an Disziplin und Energie, diese »Tiefs« zu überwinden. Als eine große Hilfe erweisen sich enge Freunde oder Verwandte, die Kinder und bevorzugte Wohngegenden.

Hilfe in Anspruch zu nehmen ist immer verbunden mit einschneidenden Veränderungen der bisher gepflegten Lebensgewohnheiten und begleitet von einer mitunter wenig optimistischen Grundstimmung.

Wie verhält sich nun die Gruppe im Falle eines Abschieds?

Das verbindende Element ist die Erwartung eines gleichgearteten Schicksals. Die gedankliche Auseinandersetzung damit hat schon stattgefunden, unter Umständen hat der eine oder andere schon eine ähnliche Entscheidung getroffen. Nüchterne Überlegungen und Gelassenheit stehen neben dem Bedauern, daß diese nette Person nun nicht mehr da sein wird. Für sie ist diese Lösung sicher die beste.

Große Abschiedsfeste haben, bis auf einmal, in den vielen Jahren meiner Verbindung zu Senioren nie stattgefunden. Die

Kontaktpflege fand in kleinem Rahmen statt, manchmal löste auch der Weggegangene selbst alle Verbindungen. Das Eingewöhnen in die neue Umgebung wurde und ist die wichtigste Aufgabe. Irgendwann war er nicht mehr da, lebte nur noch in der Erinnerung oder beim Betrachten alter Fotos.

Wohnungswechsel bei alten Menschen kommen nicht plötzlich, sie werden erwartet und vorbereitet.

Anders erlebt die Gruppe den endgültigen, aber plötzlichen, unerwarteten Abschied, nämlich den Tod eines Mitgliedes. Trauer herrscht vor, Bedauern; und dennoch fand ich nie Hoffnungslosigkeit oder Angst, obwohl jeder an sein eigenes nahendes Ende erinnert wurde.

Während für Menschen mittleren Alters dieser Punkt noch sehr weit entfernt erscheint, beobachtete ich bei Senioren eine tröstliche Abgeklärtheit.

»Meine erste Begegnung mit dieser Situation war natürlich eine unerwartete. Ohne langes Krankenlager, ganz plötzlich zwischen zwei Übungsstunden, war eine sehr beliebte Teilnehmerin verstorben. Diese immer gutgelaunte Frau hatte bis ins hohe Alter noch täglich ihre Arbeit als Zeitungsausträgerin verrichtet und war deshalb unter ihren Dorfmitbewohnern geschätzt und gut bekannt. Nun lebte sie nicht mehr! Ihre Aktivität und Widerstandskraft gegen Krankheiten hatten Gedanken an ein baldiges Ende nie aufkommen lassen, nun mußten wir uns damit auseinandersetzen. Neben dem allgemeinen Bedauern und der Trauer beunruhigte mich der Gedanke: Wie nimmt die Gruppe das Ereignis auf? Spreche ich mit ihnen darüber oder schweigen wir und decken vorerst alles zu, bis wir ohne Emotionen über dieses Ausscheiden reden können? Als junge, unerfahrene Übungsleiterin fühlte ich mich unsicher und der Situation nicht gewachsen. Mit dieser Einstellung traf ich die Gruppe, beschäftigte mich zu Beginn der Stunde intensiv mit der technischen Einrichtung und widmete mich voller Aufmerksamkeit dem Unterricht.

Eine notwendige Änderung der gewohnten Sitzordnung, irgendwie wurde mehr Platz nötig, brach das Schweigen über den Weggang der Teilnehmerin. Ihr Name fiel, und mit einem Male erzählte eine, dann eine

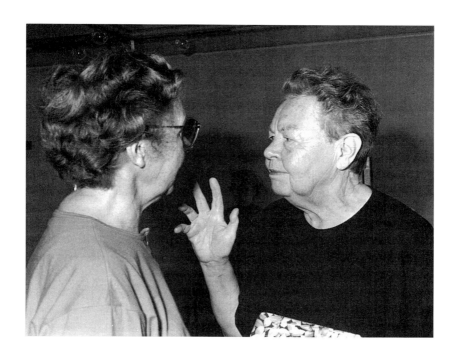

andere, Einzelheiten der letzten Tage. Keine verlor die Fassung, niemand weinte. Sachlich, aber doch mit Anteilnahme wurde gesprochen, selbst lustige Episoden kamen zum Vorschein. Ich spürte, wie eine schwere Last von mir abfiel. Der Druck, eine düstere, verzweifelte Trauergemeinde vorzufinden, verschwand. Die Gruppe hatte mir gezeigt, wie man mit dem Tod umgeht, hatte mir klargemacht, daß dies eine natürliche Sache ist, daß man ruhig darüber reden und miteinander tröstlich lachen kann. Wie dankbar war ich!«

Über Probleme jeder Art reden und dadurch gemeinsame Lösungen finden, lernte ich daraus. Und nun begegne ich diesen Situationen ruhig und ohne Angst.

Aussagen
sporttreibender älterer Menschen

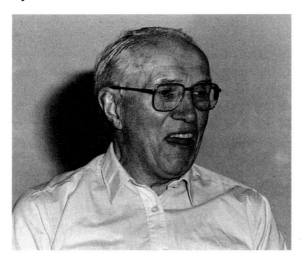

Der Grund, meine Senioren nach ihrer Meinung zum Sport- und Kommunikationsprogramm zu befragen, war zunächst blanke Neugier gepaart mit der Hoffnung, durch ein anonym gehaltenes Frageblatt objektive und kritische Aussagen zu bekommen.

Nach einer langen Übungsleitertätigkeit, die selten der spontanen Kritik der Teilnehmer ausgesetzt ist und deshalb gerne zu eigener geistiger Trägheit führt, halte ich wertende Aussagen für äußerst notwendig.

Auch positive Kritik bewirkt ein Überdenken des Übungsprogramms, der Stundenorganisation, des Lehrsystems, der Musikauswahl, des eigenen Verhaltens und erfordert in manchen Punkten auch Veränderungen. Wenn ein Übungsleiter, Sportlehrer o. ä. eine lange Dienstzeit hinter sich hat, bedeutet dies nicht immer auch eine Verbesserung der fachlichen Qualitäten. Um so wichtiger erscheint es mir, sich ab und zu einmal der Kritik der Teilnehmer zu stellen. Allerdings müssen die Befragten die nötige Zeit bekommen, über die einzelnen Fragen nachzudenken. Eine andere Umgebung als die Sporthalle wirkt sich sicher vorteilhafter auf eine objektive Meinungsäußerung aus.

Der Befragung vorausgegangen waren Jahre gemeinsamen Sporttreibens, das Feiern vieler Feste, zahlreiche Ausflüge, Interviews durch ein Team des Bayerischen Rundfunks, Einladungen zur Demonstration bei Turnfesten und Lehrveranstaltungen mit den Höhepunkten an den Universitäten Erlangen, Heidelberg und München. Als ganz besonderes Ereignis gestaltete sich die Dreharbeit zu dem Film »Beweglich bleiben«, den die Professoren der Sportwissenschaft Rieder, Heidelberg und Hanke, Erlangen, mit uns drehten. Da beteiligten sich wirklich *aktive* Senioren im Alter zwischen 65 und 92 Jahren! Sie taten alles, um das Werk erfolgreich werden zu lassen, scheuten keine Mühe und vergaßen jede Müdigkeit, zeigten auch bei der fünften Einstellung noch keinen Unmut und blieben bis zur letzten Drehsekunde munter und vergnügt. Das Ergebnis übertraf alle unsere Erwartungen und macht uns noch heute stolz.

Die Gefahr, daß solche starken Erlebnisse die objektive Beurteilung in irgendeiner Weise beeinflussen würden, lag auf der

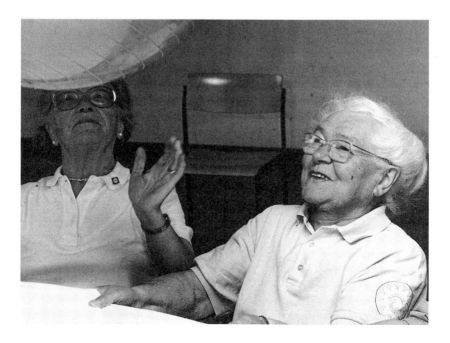

Hand. So wurde die Ausgabe der Fragebogen begleitet von meiner eindringlichen Bitte, in Ruhe zu überlegen und dann zu antworten.

Befragt wurden Teilnehmer aus 3 Seniorengymnastikgruppen. Die Teilnehmer stammen teilweise aus Bauernfamilien, teilweise aus Beamten- und Angestelltenfamilien.

Fragebogen

Bitte kreuzen Sie bei den Fragen 1–3 die für Sie zutreffende Aussage an.

1. Geschlecht: weiblich (35)*
   männlich (2)

   Alter: Jahre (55–84)

2. Ich bin zugezogen (30)
   am Ort geboren (7)

3. Ich habe lebenslang ohne längere Unterbrechung Sport getrieben. (9)
   Ich bin erst im Alter von (65) Jahren zum regelmäßigen Sport gekommen. (28)

4. Welche Sportart/en betreiben Sie?

   Antworten: Gymnastik, Wandern, Schwimmen, Tanzen, Kegeln

5. Aus welchem Grund?

   Antworten: Spaß (16); Gesundheit (26)

6. Wurde/n sie Ihnen vom Arzt o. ä. empfohlen?

   Antworten: nein (22); ja (15)

* Anzahl der Befragten

7. Treiben Sie gerne Sport zusammen mit anderen Menschen?

Antworten: ja (37) (alle)

8. Fühlen Sie sich in einer Gemeinschaft gut aufgehoben?

Antworten: ja (37) (alle)

9. Schildern Sie mit kurzen Worten ein Ereignis, das Sie innerhalb dieser Sportgemeinschaft besonders beeindruckt oder positiv bewegt hat!

Antworten: 30 Befragte wurden positiv bewegt durch das Erlebnis der Gemeinsamkeit, 15 sprach besonders die Art des Unterrichts an.

10. Erinnern Sie sich an ein Erlebnis, das Ihnen Anlaß zu negativer Kritik gegeben hat?

Antworten: nein (37) (alle)

11. Würden Sie anderen Personen Ihrer Altersgruppe empfehlen, Sport zu treiben?

Antworten: ja (37) (alle)

12. Wie fühlen Sie sich nach einer Sportstunde?

Antworten: froh, fit, bewegt, entspannt, angeregt, locker, gestärkt, zufrieden, gefordert

13. Sind Sie mit der Organisationsform des Sportprogramms zufrieden?

Antwort: ja (37) (alle)

Danke für Ihre ehrlichen Ausführungen!

Dieses Ergebnis bringt klar zum Ausdruck, daß sowohl der sportliche wie der soziale Anspruch, der schon eingeschlagene Weg, neben einem gut aufgebauten Gymnastikprogramm auch Möglichkeiten der Begegnung, Kultur u.ä. anzubieten, bestätigt wurde. Die Sport- bzw. Gymnastikstunde für Senioren zum »Höhepunkt« der Woche für einen älteren Menschen zu machen, ist von allen Übungsleitern, Sportlehrern usw. anzustreben.

TEIL II
DER UNTERRICHT

Wie gestalte ich eine Übungsstunde?

Über allen Ideen, Möglichkeiten und Angeboten jeder Art von
Sport mit Senioren steht der Anspruch eines Zieles: die Erhaltung
der körperlichen Selbständigkeit!

Was gehört zu dieser Selbständigkeit?

– eine dem Alter entsprechende Gesundheit
– das Maß an Beweglichkeit, das eine Lebensführung ohne
  fremde Hilfe ermöglicht
– Mut
– Energie
– die Bereitschaft zur Kontaktaufnahme und -pflege
– Neugier
– eine ausreichende geistige Beweglichkeit
– eine positive Lebenseinstellung.

Selbständigkeit – was sich bewegt, lebt!

Und leben wollen diese Senioren, die zu einer Sportstunde
kommen. Sie wollen nicht nur leben, sie wollen ihr Leben genießen, jetzt, wo die Arbeitsphase beendet ist, die Kinder erwachsen
und versorgt sind, die geistige Frische noch große Unternehmungen zuläßt. Ruhestand? Zum »Unruhestand« gerät er unter Umständen.

Bewegen hat zunächst das Ziel der Versorgung: aus dem Bett aufstehen, ankleiden, die Körperpflege, das Zubereiten von Mahlzeiten mit allen notwendigen Arbeitsgängen, die Reinigung der Wohnung und dergleichen mehr, weiterhin das Überwinden von Treppen, die Anpassung an unterschiedlichste Bodenbeschaffenheiten, die Reaktion auf verschiedenste Anforderungen im Sinne der körperlichen Flexibilität. Darüber hinaus fordert unsere schnellebige Zeit ständig erneute Auseinandersetzungen mit ihren Anforderungen, deren Bewältigung mit dem Begriff »Gehirnjogging«, lt. Prof. Rieder, erreicht werden kann. Hinzu kommt außerdem die natürliche Abnützung an Knochen und Gelenken, die Einfluß auf die Beweglichkeit nimmt; daneben verringert sich die Herzleistung, das allgemeine Leistungsstreben nimmt ab.

So enthält eine Sport-Übungsstunde mit älteren Menschen mindestens drei Schwerpunkte:

1. Pflege der Kommunikation
2. Training der Reaktion und Koordination
3. Förderung und Erhaltung von Beweglichkeit, Kraft und Ausdauer.

Hier setzt der Seniorensport mit seiner ganzen Programm-Palette an. Über den Gesundheitszustand des älteren Menschen befindet in regelmäßigem Turnus der Hausarzt. Er allein entscheidet in Risikofällen, ob eine Pause im Übungsprogramm zur Wiederherstellung der Gesundheit nötig ist oder nicht. Die Verantwortung für seinen Körper trägt jeder erwachsene Teilnehmer allein. Dennoch ist unter Umständen ein Informationsgespräch Arzt – Teilnehmer – Übungsleiter für den Teilnehmer sinnvoll im Hinblick auf die Vielzahl von Trainingszielen und Leistungsbeanspruchungen.

Alle Gelenke des Bewegungsapparates werden in jeder Übungsstunde in Funktion gesetzt und das volle Bewegungsausmaß angestrebt.

Zur Korrektur von Fehlhaltungen werden die Muskeln gedehnt und gekräftigt. Der Kreislauf kommt dabei in Schwung, Wärme breitet sich im Körper aus – und Wärme vermittelt Wohl-

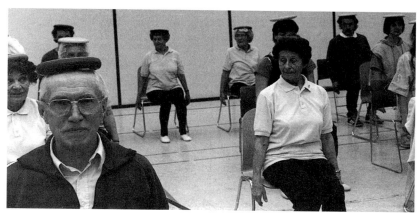

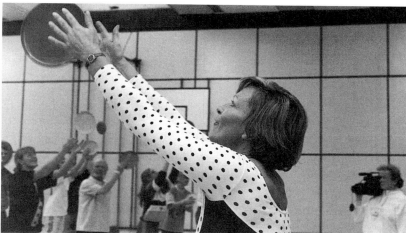

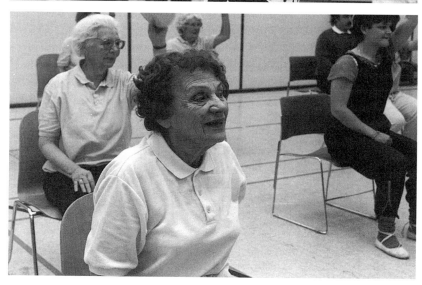

behagen. Gedanken an Krankheiten oder Unpäßlichkeiten treten in den Hintergrund. Die Lust zur Kontaktaufnahme steigt ebenso wie die Lust zur Leistung.

Diesen Faden durch eine Sportstunde zu spinnen, ohne daß er reißt, ist die Aufgabe des Übungsleiters. Es gelingt, wenn gewisse Gesetzmäßigkeiten (Gewohnheiten, Eigenarten) beachtet werden, der Aufbau des Programms vom Teilnehmer klar erkannt werden kann und die positive Stimmung erzeugt und erhalten wird.

Der Stuhl
– nur eine Übungshilfe für Leute, die nicht mehr gut stehen können?

Fordert der Übungsleiter die Gruppenteilnehmer auf, sich zum Trainingsprogramm einen Stuhl zu holen, hört er häufig die Bemerkung: »So alt bin ich nun auch nicht!«

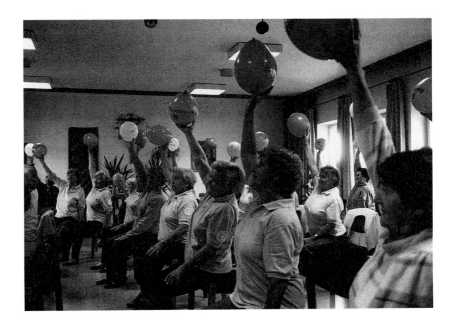

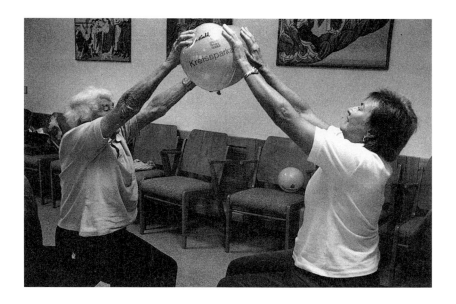

Die Benützung eines Stuhles im Sport bedeutet also eine Minderung der Leistungsfähigkeit?
- »Ich bin nicht mehr in der Lage, mich auf eine Bodenmatte zu setzen und dort zu trainieren.«
- »Ich brauche einen Halt, um das Gleichgewicht zu bewahren.«
- »Ich muß mich häufiger ausruhen, das heißt hinsetzen.«

Fazit: »Ich erlebe die Abnahme meiner Leistungsfähigkeit, indem man mir nahelegt, einen Stuhl in Reichweite zu stellen und mich gegebenenfalls darauf zu setzen, wenn ich mich überfordert fühle.«

Die oben erwähnten Bemerkungen, tatsächlich geäußert, sind alle negativer Art. Dies zeigt, wie wenig bekannt, oftmals aber auch in der oben zitierten Weise unverstanden, Übungsfolgen mit dem Stuhl für die breite Masse der Übenden sind.

Als vor 15–20 Jahren erste Versuche im Bereich des Seniorensports begannen, traf die erwähnte Einstellung zu. Bis zu diesem Zeitpunkt endeten die sportlichen Aktivitäten mit Erreichen des mittleren Lebensalters. Gelegentliche Leistungen beim Wandern,

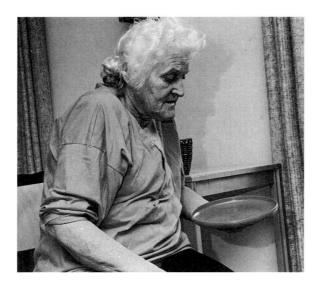

Schwimmen oder Skifahren lieferten keinen Beweis für ein konti-
nuierliches Sporttreiben. (Ausnahmen bestätigten die Regel.)

In einer Gymnastikgruppe breitensportlicher Art – und nur
von ihr will ich sprechen – fand man ein Altersspektrum zwischen
20 und 50 Jahren. Teilnehmerinnen höheren Alters mußten sich in

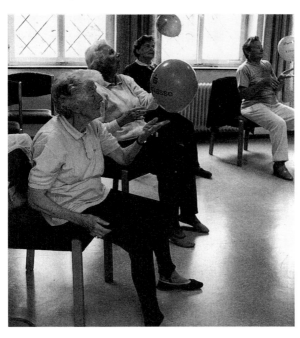

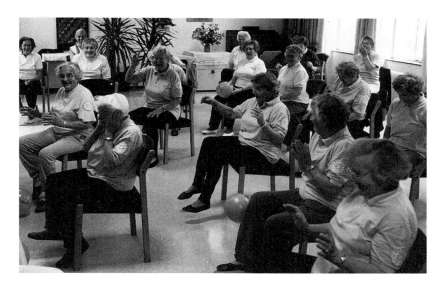

Tempo und Leistung den jüngeren anpassen. »Wenn Sie nicht mehr können, dann setzen Sie sich einfach hin«, war die, zwar wohlmeinende, doch nicht sehr geschickte Antwort des Übungsleiters. Dies führte in der Folge dazu, daß ältere, auch korpulentere Frauen ihre sportlichen Ambitionen weitestgehend aufgaben.

Und nicht nur Ältere betraf dieses Schicksal, sondern auch alle diejenigen, die an Beschwerden im Bereich der Wirbelsäule und der Gelenke litten. Für sie gab es entweder die Physikalische Therapie oder gar nichts.

Mit dem wachsenden Interesse an der eigenen Gesundheit vollzog sich ein Wandel im Bewußtsein der Übenden und ebenso in der Programmgestaltung des Übungsleiters.

Folgende Gesichtspunkte kristallisierten sich heraus:

a) Die Verbesserung der Körperhaltung wurde wichtig.
b) Die optimale Funktionsfähigkeit der Gelenke sollte erreicht werden.
c) Erkenntnisse über die Belastung des Herz-Kreislauf-Systems brachten weitreichende Trainingshilfen.
d) Fit sein und fit bleiben wollte auf einmal jeder; man war bereit, große Anstrengungen dafür auf sich zu nehmen.

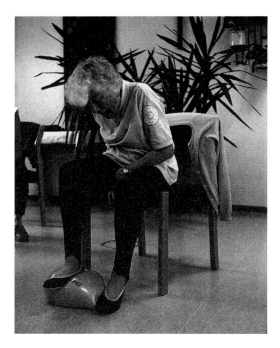

Wie eine riesengroße Welle schwappten die Übungsangebote über uns. Differenzierte Programme für die verschiedensten Alters- und Leistungsgruppen dokumentierten ihre Notwendigkeit.

Mitgerissen von diesem Sog begannen altenbetreuende Organisationen mit ihrer Seniorengymnastik. Wie sah und sieht sie jetzt aus?

Hauptübungs- und Hilfsgerät war und ist der Stuhl. Und bis heute hat sich das Bild vom älteren, mehr gebrechlichen Menschen auf dem Stuhl im Kreise gleicher gehalten, der ein wenig mit der Zeitungsrolle spielt oder mit dem Bohnensäckchen wirft, nur nicht zuviel, bei nur ganz geringem Trainingseffekt.

Der Stuhl war demnach noch immer eine Übungshilfe für Menschen, deren Leistungsfähigkeit stark abgenommen hatt

Beim kritischen Betrachten von Fotos sporttreibender älter r Menschen regt deren Körperhaltung zu besonderen Überlegungen hinsichtlich der Effektivität des Trainingsprogramms an.

Die Neigung zur Beugehaltung im Bereich der Wirbelsäule und der Gelenke nimmt mit vorrückendem Alter zu: der Rundrükken, verstärkte Lordosen im Hals-, evtl. Lendenwirbelsäulenbereich, verkürzte Brustmuskulatur, Beugetendenz in Ellbogen-, Hüft- und Kniegelenken prägen das Erscheinungsbild. Hinzu kommt, aufgrund der verstärkten Kyphose/Lordose, in vielen Fällen eine Einschränkung der Rotationsfähigkeit im Bereich Brust-/Lendenwirbelsäule.

Mit dieser Körperhaltung sollen ältere Menschen auf niedrigen Langbänken oder auf Matten sitzend Übungen zur Streckung der Wirbelsäule ausführen?

Ein Anspruch, der nie zum erstrebten Ziel führen kann!

Andere Wege sind zu suchen und zu finden!

Ein Weg ist der Einsatz eines Stuhles.

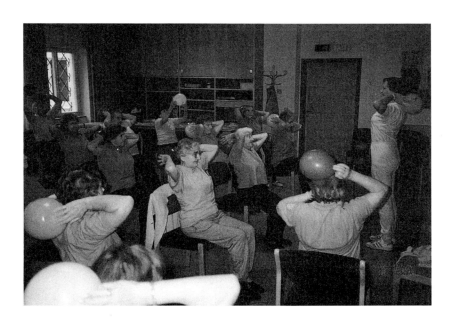

Grundlagen und Variationsbreite des Übens an und mit dem Stuhl

Beschaffenheit des Stuhles:

> 4 gerade Beine
> ebene Sitzfläche
> die Lehne nicht breiter als die Sitzfläche
> keine Polsterung
> keine Armstützen
> Sitzhöhe entsprechend der Unterschenkel-Länge
> stabiler Stand
> stapelbar (aus Platzgründen).

Auf dem Stuhl kann man zunächst sitzen. Aber wie? Zum Platznehmen befindet sich die Lehne im Rücken; Hüft- und Kniegelenke beugen sich im rechten Winkel, die Füße stehen fest auf dem Boden, parallel, Knie und Füße hüftbreit. Die Bewegungsauswahl bezieht sich auf Übungen zur Streckung, Dehnung, Drehung im Rumpf sowie Seitneigung und Vorbeugung.

Nur eine Vierteldrehung der ganzen Person nach rechts oder links, die Stuhllehne befindet sich nun seitlich und ist unter Umständen als Halt zu benützen, eröffnet eine Fülle von Übungsmöglichkeiten z. B. für die Bauchmuskeln; auch die Rumpfdrehung kann in größerem Ausmaß erfolgen.

Der Sitz rittlings auf dem Stuhl bietet Haltemöglichkeiten an der Lehne. Beim Auf- und Absteigen muß die Sitzfläche überwunden werden, Übungen zur Verbesserung der Beweglichkeit in den Hüftgelenken finden hier auch ihren Einsatz.

Spielformen im Stuhlkreis oder hintereinander sitzend als Staffelwettbewerbe erfreuen sich großer Beliebtheit, schulen dabei das Reaktionsvermögen und die Beweglichkeit.

Aus der Ausgangsposition Stand hinter der Stuhllehne ergeben sich Übungen zum Aufbau der Haltung im Stand. Die Lehne dient dabei als Haltepunkt. Nach Erarbeitung des sicheren Stan-

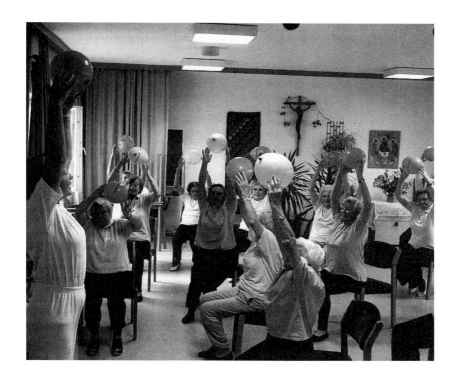

des folgen Versuche zum Wiedererlernen der Balance. Ähnlich dem Training an der Ballettstange helfen ausgewählte Übungsteile, Bewegungen des Rumpfes bewußter zu machen und gleichzeitig die Muskulatur zu kräftigen. Die Körperhaltung wird entweder aufrecht oder der Rumpf horizontal gehalten, wobei die Beine achsengerecht in allen Gelenken gebeugt sind, die Füße fest auf dem Boden stehen und die Hände ihren Halt an der Lehne finden. Die Kopfhaltung entspricht der Verlängerung der Wirbelsäule.

Diese Ausgangsposition zu erreichen und zu halten ist für ältere und alte Menschen möglich. Vorausgehen muß ein intensives Bewegungserfahrungs-Training z. B. im Sitz auf dem Stuhl. Selbst das Balancieren eines Balles auf horizontal gehaltenem Rücken gelingt dann.

Ein wesentlicher Vorzug des Übens auf dem Stuhl gegenüber dem auf der Bodenmatte ist die qualitative Verbesserung der Bewegungsausführung bei Trainingsfolgen für die Rumpfmuskulatur sowie die Beweglichkeit der oberen Extremitäten.

Allgemeine Haltungsschwächen im jugendlichen Alter, der Verlust der Körperspannung, anlagebedingte Haltungsfehler führen häufig zu Bewegungseinschränkungen im Hüftgelenk. Setzt man die Betroffenen auf die Matte, sind sie selten in der Lage die Knie zu strecken; ein Aufrichten des Rumpfes gelingt nur in Ansätzen. Sollen dann noch die Hände hinter dem Kopf verschränkt und die Arme zurückgenommen werden, mißlingt dies völlig. Besonders hier bewährt sich der Stuhl als wertvolle Unterstützung, nicht nur bei älteren Menschen.

Aus dem richtigen Sitz heraus, wie anfangs beschrieben, bescherten mir meine Senioren nach stufenweisem Training Bewegungserfolge, die ich nicht für möglich gehalten hätte.

Die Beweglichkeit der Wirbelsäule, ihre Streckfähigkeit, d. h. Dehnung und Kräftigung der Muskulatur, wurde nicht nur erhalten, sondern verbessert. Einschränkungen im Bereich des M. pectoralis verringerten sich, der Bewegungsradius in den Schultergelenken nahm wieder zu. Diese Beobachtung machte ich über einen Zeitraum von mehreren Jahren. Als subjektives Gefühl bestätigten die Übenden die bessere Haltung, die größere Beweglichkeit und weniger Schmerzen.

Die Füße – unsere wichtige,
aber oft schlecht behandelte Standfläche

Wenig Beachtung, wenn überhaupt, im Sportbetrieb wird den Füßen geschenkt. Krankengymnasten wissen um die physiologische Belastung im Stand und deren Notwendigkeit bezüglich der Gelenke der Beine und der Wirbelsäule. Diesen empfindlichen Gleichklang zu erhalten bzw. zu verbessern zählt auch zu den Aufgaben eines Sportlehrers und Übungsleiters, wird aber häufig vernachlässigt. Besonders dort, wo komplizierte Kleidung ein ungehemmtes Bewegen verhindert, vergißt man die entsprechenden Übungen schnell. Besonders im Seniorensport!

Hier hat jeder Fuß seine eigene Geschichte: die Vielfalt der Fußdeformitäten überrascht mich immer wieder von neuem. Ein Frauenfuß ist in aller Regel stärker betroffen, ein Erfolg der Schuhmode, der sich Frauen immer unterwerfen.

Betrachtet man einen älteren Fuß, fällt häufig eine Überstreckung in den Zehengrund- und Beugung in den Endgelenken auf. Die Fußform ähnelt einem Dreieck, weil der Großzehenballen verstärkt heraustritt. Ein Übereinanderschieben der Zehen findet sich in extremen Fällen. Der Fuß wirkt im Bereich der unteren Sprunggelenke »durchgetreten«. War das zu ausgiebige Tragen von Schuhen mit hohen Absätzen dafür die Ursache? Knick-, Senk- und Spreizfußstellungen, seien sie anlagebedingt oder erworben, ergänzen das Gesamtbild.

Bedenkt man, daß diese kleine Fläche »Fuß« einen Menschen 70, 80 oder auch mehr Jahre tragen muß, wieviel mehr Aufmerksamkeit und Pflege hätte sie verdient!

Die Einschränkung der Beweglichkeit in den Sprunggelenken wie in den Zehengelenken ist die sichtbare Folge und bewirkt in zunehmendem Maße Gehunsicherheiten. Die Spreiz- und Streckfähigkeit der Zehen verkümmert, dadurch verringert sich die Auflagefläche des Fußes. Die Drehfähigkeit um die Längsachse geschieht nur unter Einbeziehung von Hüft- und Kniegelenken,

Pro- und Supination ereignen sich nur im kleinen Ausmaß. Kein Wunder, wenn die Muskelkraft durch Inaktivität schwindet!

Welche Schwerpunkte hat nun ein Übungsprogramm?

Es umfaßt im Sitz auf dem Stuhl die Bewegungsmöglichkeiten in allen Gelenken vom Knie abwärts. Zu beobachten ist häufig, daß das Körpergefühl wie das Bewegungsgefühl nur schwach ausgeprägt sind. Der Kopf ist zu weit vom Fuß entfernt!

Geduldig und mit großer Aufmerksamkeit und Sorgfalt wird jede Bewegungsphase im Fuß erspürt und immer wieder probiert, bis endlich der Fuß wieder das tut, was der Kopf will. Ein solcher Prozeß dauert manchmal Monate, muß doch auch nach Erreichen des Ziels immer wieder geübt werden, damit es erhalten bleibt.

Der Phantasie des Lehrers sind keine Grenzen gesetzt, das Übungsprogramm so zu gestalten, daß die Bewegung und deren Fortschritte zwar erkannt werden, der Weg dorthin aber immer variiert.

Bleibt noch die Frage offen nach geeigneten Sportschuhen für ältere und alte Menschen.

Die Beantwortung ist insofern schwierig, als ein alter Mensch nicht unbedingt bereit ist, extrem viel Geld für Schuhe auszugeben, die er nur ca. 1 Stunde pro Woche trägt. Leichte und kostengünstige Gymnastikschuhe geben dem Fuß einerseits zuwenig Halt, andererseits sind sie aber relativ mühelos an- und auszuziehen.

Für ideal hielte ich einen Stoffschuh mit einem Fußbett, der fest am Fuß sitzt oder mit dem Halt eines Schuhbandes. Er sollte den Fuß wärmen, das Ein- und Ausschlüpfen mühelos machen und einen leicht erhöhten Absatz besitzen. Die Sohle müßte rutschfest sein und u. U. reparierfähig: ein Zwischenprodukt also zwischen Jogging- und Hausschuh! Das zur Zeit aktuelle Schuhangebot befriedigt nicht.

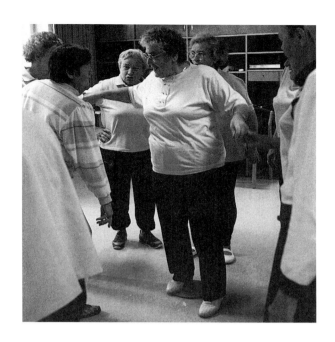

Die erfolgreiche Kontrolle –
Korrekturformen

Sieht man vor sich eine Gruppe von etwa zwanzig Personen, bedeutet dies eine Auseinandersetzung mit zwanzig Individuen. Alle sind mit ihren persönlichen Eigenarten älter geworden: man hat ja seine Lebenserfahrung gemacht!

Sicherheit strahlen sie aus, gepaart mit einer positiven Lebenseinstellung, starke Persönlichkeiten alle zusammen. Jeder will in seiner Art angenommen werden: eine große Aufgabe für einen Übungsleiter, der glaubt, daß Altersweisheit und Toleranz dicht beieinander liegen.

»Sie beginnen ja immer mit dem falschen Bein!« oder »Schauen Sie mal, die machen das aber ganz anders als Sie es gesagt haben!« Der Sprecher hat sich selbst bei solchen Aussagen völlig übersehen. »Sie müssen das doch so machen, nicht so!«

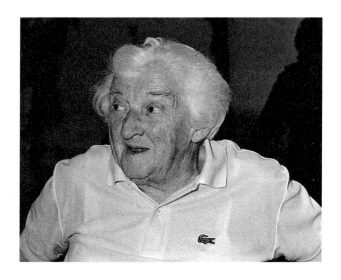

Kritik unter den Teilnehmern wird häufig in dieser Form und mit strengem Tonfall an den Mann oder die Frau gebracht. Die Kritikfähigkeit der eigenen Person gegenüber bleibt dabei meist auf der Strecke.

Solange Anmerkungen dieser Art vom Adressaten mit der nötigen Ruhe aufgenommen werden, entsteht keine Spannung. Leider passiert es aber häufig, daß der »Schlechtere« bzw. »Schwächere« die Bemerkung übelnimmt und schließlich aus der Gruppe ausscheidet: »Wer bin ich denn, daß ich mich in dieser Weise kritisieren lassen muß!«

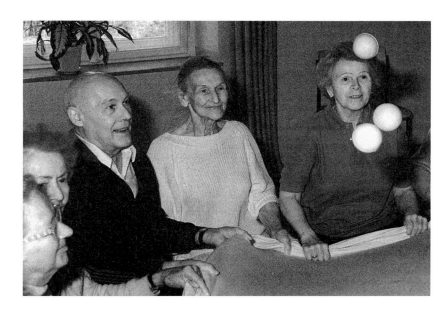

Die Lust zur Kontaktaufnahme steigt ebenso wie die Lust zur Leistung!

Gerade die Lust zur Leistung bereitet den Boden zu zwischenmenschlichen Spannungen, unter denen die Toleranz wenig Platz findet. Einfühlungsvermögen und das richtige Wort zur rechten Zeit entschärfen die Situation nachhaltig.

Ebenso erfolgreich sind persönliche Gespräche im Anschluß an die Übungsstunde. Deshalb gehört unbedingt psychologisches Geschick zu den Talenten eines Übungsleiters im Seniorenbereich.

Übungskorrekturen werden auf verschiedene Art und Weise vorgenommen:

a) *Gesamtkorrektur:* Die Übung wird sowohl in ihrer besten Form als auch in der beobachteten Fehlerform überzeichnet demonstriert;

b) *Einzelkorrektur:* Einmal durch die direkte Ansprache, dann durch hinweisende Tips, die gerade bei fehlendem Körpergefühl hilfreich sind, schließlich die Handkorrektur, d. h. das »Modellieren« des Übungszieles am Betroffenen;

c) *Gruppenkorrektur:* Eine Gruppe demonstriert beispielhaft den übrigen Teilnehmern Idee und Ausführung der Übung.

Diese Korrekturformen stehen gleichberechtigt nebeneinander. Ihre Nachteile zu erkennen und zu beachten führt näher zum Trainingsziel.

Die *Gesamtkorrektur* birgt in sich den Nachteil, daß der »Fehlerverursacher« nicht bemerkt, daß er gemeint ist. Ist die Wiedergabe bei über der Hälfte der Gruppe fehlerhaft, sollte sich der Übungsleiter selbst überprüfen.

Die *Einzelkorrektur* muß mit viel Verständnis vorgenommen werden. Der »Verursacher« gerät in eine »Bühnensituation«. Alle Aufmerksamkeit ist plötzlich auf ihn gerichtet. Ist er stark genug, sich seinem Fehler zu stellen?

Die *Gruppenkorrektur* kann in umgekehrter Weise wirken,

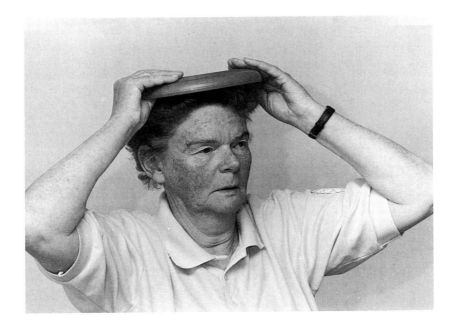

indem sie eine Gruppe zur Elitegruppe werden läßt. Erträgt die Gemeinschaft dies auf die Dauer?

Der Übungsleiter entscheidet sich je nach Situation für die entsprechende Korrekturform und sieht dabei immer die Notwendigkeit, niemanden in seiner persönlichen Würde zu verletzen. Dazu gehören Humor und eine gute Beobachtungsgabe, und trotzdem kann es schiefgehen:

»Der Gesichtsausdruck einer Teilnehmerin verriet Unmut. Zunächst dachte ich, sie leide bei dieser Übung an besonderen Schmerzen, denn ihre Krankheit war mir bekannt. Diese Annahme bewog mich in der Folge dazu, sie öfters anzusprechen und im Unterricht nach ihrem Befinden zu fragen. Wochen später, bei der Verabschiedung zu einem Kur-Aufenthalt erwähnte sie beiläufig, daß sie diese Hervorhebung durch mich überhaupt nicht schätze. Sie würde die Übungen machen, so gut sie könne und fordere keinerlei besondere Beachtung.

Diese Bemerkung machte mich zunächst betroffen, später aber lernte ich, damit umzugehen. Denn als die Dame, gut erholt, unser Trainingsprogramm wieder aufnahm, verständigten wir uns ohne Worte, hielten aber Blickkontakt und schätzen uns bis heute sehr.«

Der persönliche Kontakt zu jedem einzelnen Gruppenmitglied, das Wissen um seine oder ihre Eigenarten und die Kenntnis über den Leistungsstand helfen, die angemessene Korrekturform zu finden. Voraussetzung dazu ist aber die Notwendigkeit, die Größe der Gruppe überschaubar zu halten. Bewährt hat sich die Zahl zwischen 15 und 25 Teilnehmern. Je intensiver die Korrektur, desto erfolgreicher gestaltet sich die Kontrolle, umso stolzer und glücklicher ist jeder einzelne, wenn er sich entweder mit anderen vergleichen oder sein Können vor Fachleuten zeigen kann.

»Ich werde nie vergessen, wie beeindruckt meine Seniorengruppe (Alter zwischen 65 und 90 Jahren) über das Staunen und die Begeisterung der Zuschauer war angesichts ihrer erbrachten Leistung, Ausdauer und gymnastischen Fertigkeiten sowie ihrer Ausstrahlung. Sie absolvierte ein vierzigminütiges Demonstrationsprogramm ohne Pausen und wirkte am Ende ebenso frisch wie zu Anfang.«

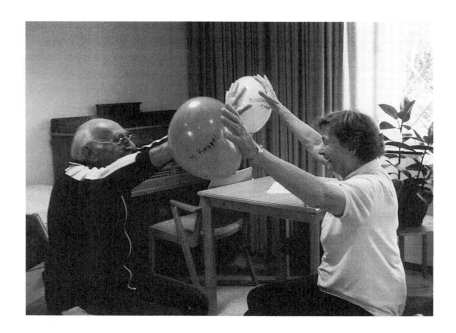

Pausen

Beim älteren und alten Menschen ermüdet das Herz schneller als die Muskulatur!

Woran erkennt der Übungsleiter, daß eine Pause nötig ist?
Wie erreicht er eine Leistungssteigerung?
Woran könnte man eine Annäherung an die Leistungsgrenze erkennen?

Alle diese Fragen sind sicher zufriedenstellend zu beantworten, wenn der Gerätepark der medizinischen Technik zum exakten Messen aller in Frage kommenden Kriterien angewendet wird, inklusive der sich wiederholenden Pulskontrolle.

Die Praxis landauf, landab ist nicht mit diesen Meßgeräten ausgestattet, sicher auch aus Kostengründen. Welche Signale kommen in diesem Falle als »Pausen-Anzeiger« in Frage? Erinnern wir uns an den Ablauf und die Inhalte einer Senioren-Sportstunde, einer Stunde für Körper und Seele: Sorgen, Nöte, Krankheiten sollen in dieser Stunde vergessen werden, Wärme und Wohlbefinden Platz greifen. Das heißt, daß das Programm harmonisch aufeinander abgestimmt sein muß, ruhige Trainingsteile folgen anstrengenden Passagen, Tanz oder Spiel lockern und machen froh.

Was muß der Übungsleiter beobachten?

Die besten Informationen erhält er aus den Gesichtern der Teilnehmer.

Wirken sie gelöst und frisch?
Sind sie konzentriert?
Ist der Gesichtsausdruck verkrampft?
Wie verhält sich die Atmung?
Verändert sich die Hautfarbe?
Treten Schweißperlen auf die Stirn?

Hinzu kommt die Aussage über den Zustand aus der Körperhaltung und der Art der Bewegung.

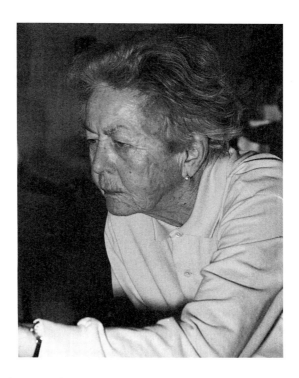

Grundsätzlich gilt zunächst einmal, daß Pausen je nach Bedürfnis des einzelnen eingelegt werden. Dies muß vor allem der Sportanfänger wissen, denn der Übungsleiter kann sich erst über einen längeren Zeitraum hinweg ein Bild über die Leistungsfähigkeit des »Neuen« machen.

Motivierende Musik und dazu passende Bewegungsfolgen verführen dazu, den Ermüdungspunkt noch ein wenig hinauszuschieben. Dennoch deuten die gerötete Gesichtshaut und die beschleunigte Atmung die fällige Pause an. Im Bewegungsbild sind hochgezogene Schultern und die Verringerung des Bewegungsausmaßes sichere Zeichen.

Eine Praxis-Grundregel der erfolgreichen Pause ist meiner Erfahrung nach, wenn die Teilnehmer wieder normal und ruhig sprechen können. Die Kontrolle ist einfach und diskret durchführbar in Form einer kleinen Unterhaltung, z. B. dem Austausch von Informationen oder diversen Begebenheiten.

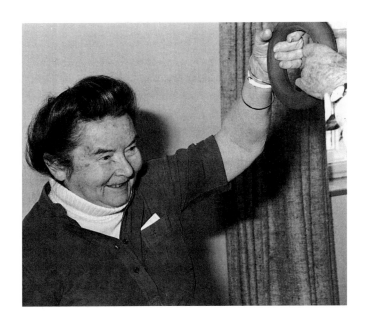

Das äußerliche Erkennen der individuellen Leistungsgrenze konnte mir bisher nicht zufriedenstellend erklärt werden. Doch scheint sie mir wichtig in bezug auf eine Trainingssteigerung. Wir wissen, daß der Mensch bis zu seinem Lebensende trainierbar ist, das heißt, daß die Leistungsgrenze immer ein wenig mehr hinausgeschoben werden kann; deshalb müssen wir sie erkennen. In praktischen Versuchen haben meine Senioren ihre individuelle Grenze zu erspüren versucht und als äußerliches Zeichen den Beginn eines Schweißausbruches und beschleunigte Atmung erreicht. Inwieweit dieses Maß mit einem wissenschaftlichen Untersuchungsergebnis übereinstimmt, müßte getestet werden. Solange keine konkreten Ergebnisse vorliegen, nehme ich die oben erwähnten Zeichen als Maß und kann die Leistungssteigerung anhand persönlicher Aussagen und sichtbarer Beweise erkennen.

Das Training der Beweglichkeit fordert das Erreichen des größtmöglichen Bewegungsausmaßes. Auftretende Schmerzen klärt der Arzt ab und trifft die notwendigen Entscheidungen. Zum Erreichen seines Zieles muß der Übungsleiter Energien wecken, die Lust auf Bewegung hervorlocken.

Situationen, bei denen die Gruppe hochmotiviert ist, findet man beim Tanz und im sportlichen Spiel. Hierbei die Grenzen der Leistungsfähigkeit zu erkennen ist nahezu unmöglich, wenn der Fluß des Spiels oder des Tanzes nicht gestört werden soll. Eine Gruppenzuordnung entsprechend ihrer Leistung ist ein Weg der Lösung, denkbar ist auch ein ständiger Wechsel: während eine Gruppe tätig ist, pausiert die andere. Unter Umständen empfiehlt es sich, die leistungsschwächeren und mehr bewegungsbehinderten Teilnehmer mit besonderen Aufgaben zu betrauen, z. B. Schiedsrichter, Rhythmusgruppe o. ä. m. Ausgeschlossen vom »krönenden« Abschluß einer Stunde wird niemand!

Halbes Üben erzielt auch nur halbe Leistung!

Die gewünschte Lebensqualität fordert aber das ganze Bewegungsausmaß, die ganze Energie.

»Der alte Mensch verliert die Bewegungsfähigkeit so schnell wie sie einem Kind im ersten Lebensjahr zuwächst«, so drückte es Martha Scharll, eine erfahrene Krankengymnastin, einst aus. Dies darf ein Übungsleiter nie vergessen!

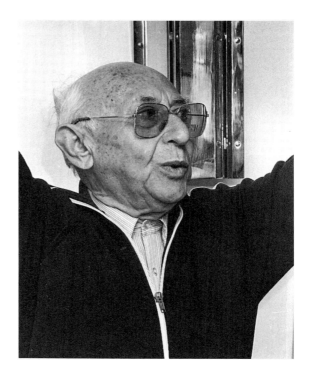

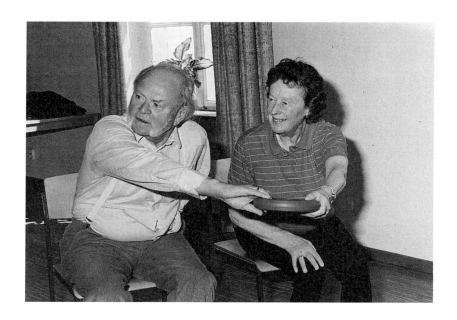

Die »Garnierung«

Ein Übungsprogramm mit dem Ziel der Erhaltung der Beweglichkeit zur Selbständigkeit kann bei unerfahrenen Übungsleitern mit geringem Übungsrepertoire zu Eintönigkeit führen. Allein die Anwendung gymnastischer Handgeräte bei gleicher Programmfolge verändert das Bild der Übungsstunde und ihre Aufgabenstellung.

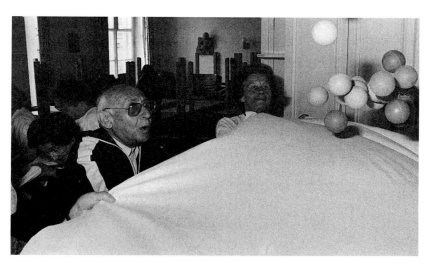

Entsprechend der sportlichen Fertigkeiten kommen folgende Handgeräte zum Einsatz:

Bohnensäckchen – Doppelklöppel – Luftballon – Wasserbälle/Softbälle – Tuch/Handtuch – Zauberschnur – Strumpfzöpfe bei sportlichen Anfängern, denn sie bieten nur geringe Verletzungsgefahren.

Flugscheiben – Bälle/Tennisbälle – Springseile – Tennisringe – Gymnastikstäbe – Schwungtücher – elastische Bänder/Theraband erfordern Kenntnisse der Basistechniken und ein waches Reaktionsvermögen.

Sinnvoll und nicht verwirrend für Senioren ist die Beschäftigung mit *einem* Gerät in *einer* Übungsstunde. Die Konzentration auf die Übungs- und Spielvariationen eröffnet ein riesiges Potential an Übungen, das manchmal auch erfahrene Übungsleiter erstaunt.

Musik

Musik, im Unterricht verwendet, motiviert und stimmt jeden ein, sich harmonisch zu bewegen. Im modernen Gymnastikunterricht darf sie nicht fehlen.

Ideal ist das individuelle Eingehen eines Musikers (z. B. eines im Unterricht anwesenden Klavierspielers) auf die Bewegungswünsche des Lehrers, doch ist diese Möglichkeit kaum noch finanzierbar. Cassettenrecorder und Plattenspieler haben seinen Platz eingenommen und den Unterrichtenden mit zusätzlichen Aufgaben belastet.

Ein unverzeihlicher Fehler ist es, die Musik nur als »Hintergrundsberieselung« spielen zu lassen, wenn das Übungsprogramm eine rhythmische Unterstützung braucht. Als ebenso störend wird es empfunden, wenn Übung und Rhythmus nicht zusammenpassen. Dies betrifft auch die Art des Musikstückes und die Verwendung von Liedern.

Die Vorbereitung einer Übungsstunde umfaßt auch die Erstellung eines Musikplanes. Zu berücksichtigen sind dabei folgende Punkte:

1. Die Art der Teilnehmer (männlich/weiblich),
2. Das Alter der Teilnehmer,
3. Die Herkunft der Teilnehmer (Stadt/Land),
4. Der Programm-Schwerpunkt der Stunde.
5. Übung und Musik müssen zusammenpassen, z. B. ist eine ruhige Dehnung im Rumpf nicht durch schnellen Beat-Rhythmus zu verbessern.
6. Die Zusammenstellung einer Musikfolge muß abwechslungsreich sein.
7. Instrumentale Musikarrangements eignen sich besser für Gymnastik, da Liedertexte zu leicht von der Konzentration auf die Übung ablenken.
8. Übungsleiter und Musik harmonisieren.

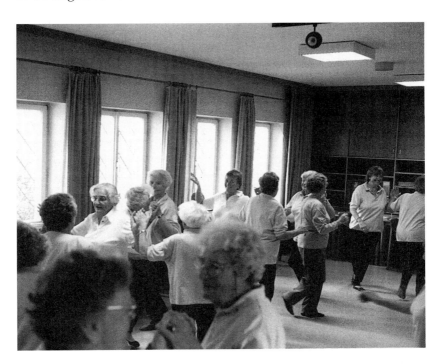

Diesen Voraussetzungen zu genügen erfordert einen hohen Arbeitsaufwand, vor allem bei Unerfahrenheit, auch die Kosten sind nicht unbeträchtlich. Es ist gut, ein eigenes Musikarchiv aufzubauen, entweder derart, daß der musikalische Stundenablauf auf einer Toncassette zusammengestellt wird oder daß acht bis zehn Einzelcassetten mit je fünf bis zehn Minuten Laufdauer verwendet werden. Mit der Zeit entsteht so eine umfangreiche Sammlung.

In meiner Praxis entwickelte ich folgende Arbeitsweise.

»Meinen Unterrichtsideen und meinem Geschmack entsprechend stelle ich eine Toncassette zusammen mit einer Laufzeit von 25 Minuten bei einer Übungsstundenlänge von 60 Minuten. Die Musikstücke sind sorgfältig ausgewählt, es wechseln ruhige mit flotten Rhythmen. Bevor ich, besonders im Hauptteil der Stunde, die Musik einsetze, übe ich die zu diesem Stück passenden Übungsfolgen mit den Teilnehmern ein. Werden sie beherrscht, wiederhole ich die Folge mit Musik. So erreiche ich Qualität und Ausdauerleistung, die Motivation durch die Musik spornt an.

Nicht immer gelingt die Musikauswahl, die Reaktion der Teilnehmer macht es deutlich, dann tausche ich die Stücke aus. Die Entstehung einer Toncassette gleicht wohl der Entstehung eines Bildes: Sie muß reifen, dann wird sie gut!«

Der methodische Weg

Der Aufbau eines Übungsprogramms
Wie beim Sportunterricht mit anderen Altersgruppen wird auch im Seniorenbereich die Übungsstunde in drei Abschnitte eingeteilt:

★ Aufwärmen
★ Hauptteil
★ Ausklang.

Aufwärmen

Ein Blick aus dem Fenster, kurze Gespräche mit den Teilnehmern und deren Erscheinungsbild geben Auskunft, in welcher Weise die Aufwärmphase gestaltet werden soll.

★ Plagt der Föhn in Alpennähe?
★ Erschwert im Norden starker Wind den Weg zur Übungsstunde?
★ Regnet und stürmt es?
★ Zwingt die Schwüle zum ständigen Gebrauch von Schweißtüchern?
★ Haben Schnee und Glatteis den Weg beschwerlich gemacht?
★ Stören Ärger oder Sorgen die gute Laune?
★ Schmerzen die Gelenke heute mehr als sonst?
★ »Heute fühle ich mich besonders leistungsfroh und unternehmungslustig!«

So schnell wie in jüngeren Jahren kann sich ein alter Mensch nicht auf eine neue Situation umstellen. Um so phantasievoller und seinem derzeitigen Bedürfnis entsprechend soll das »Aufwärmen« oder »Einstimmen«, das »Motivieren« gestaltet werden.

Welche Möglichkeiten gibt es?

a) Bewegungs- und Kennenlernspiele

Sie dienen der Raumerfahrung, schulen das Reaktionsvermögen und schaffen in kurzer Zeit (ca. 10 Min.) Begegnungen aller Teilnehmer miteinander. Gemeinsames Lösen kleiner Aufgaben lenkt ab von störenden Gedanken. Der Kreislauf wird durch die Bewegung angeregt.

b) Einfachste Tanzformen, z.B. Polonaisen
Die Wirkung der Musik harmonisiert. Das Eingehen zunächst auf den Partner, dann auf die Gruppe gestattet Begegnungen, der Gang durch den Raum hilft, ihn wiederzuerkennen bzw. kennenzulernen. Ein Wechsel der musikalischen Rhythmen läßt Neugier und Lust auf das Folgende wachsen.
Auch hier wird der Kreislauf angeregt durch eine länger andauernde Bewegung und durch wechselnde, sich steigernde Rhythmen, die eine Steigerung der Belastung bewirken.

c) Bewegungsformen und -folgen am Ort: Schritte, Schwünge, Klatschen, Stampfen, ohne oder mit Handgerät, aber mit Musikunterstützung.
Der Rhythmus von Musik oder Sprache bestimmt die Art der Belastung (schnell – langsam). Die Art der Musik nimmt Einfluß auf die Stimmung der Teilnehmer. Kreislaufanregung und Motivation sind gegeben.

d) Bewegungsformen und -folgen am Ort: Sitzen auf dem Stuhl.
Belastung, Art und Wirkung entsprechen denen von c).

Dieser Variantenreichtum erlaubt es dem Lehrer, auf die vorab erwähnten Einschränkungen einzugehen: Bei hoher Belastung auf dem Weg zur Übungsstunde zum Beispiel ist ein ruhiger Beginn, vom Sitz auf dem Stuhl ausgehend, sicher angebracht.

Spiele, einfache Tänze oder flotte Bewegungsformen werden bei entsprechender Tagesform der Teilnehmer eingesetzt.

Wesentlich bei all den aufgezählten Möglichkeiten ist ein unkompliziertes Regelwerk. Lange Erklärungen nimmt die Gruppe zu Beginn einer Stunde nicht an: »Jetzt bin ich da, nun soll es auch losgehen!«

Hauptteil

Erfahrene, gute Übungsleiter planen ihre Programme nicht von Woche zu Woche. Die Sicherheit des Gleichgewichthaltens z. B. kann nicht in einer Stunde erzielt werden. Dazu bedarf es mindestens vier Trainingseinheiten und danach ständiger Wiederholungen zur Festigung des Erlernten.

Große Trainingsziele sind:

- Gehformen
- Verbesserung der Beweglichkeit des Hüftgelenkes
- Verbesserung der Beweglichkeit im Schultergürtel
- Kräftigung der Bauchmuskulatur
- Schulung des Gleichgewichts
- aufrechte Haltung
- Geschicklichkeit und Koordination
- Konzentration und Reaktion
- Übungen zur größeren Beweglichkeit der Füße und deren Erhaltung
- allgemeine Kräftigung durch Partnerübungen.

Die aufgezählten Hauptteil-Inhalte füllen schon das Programm eines ganzen Jahres.

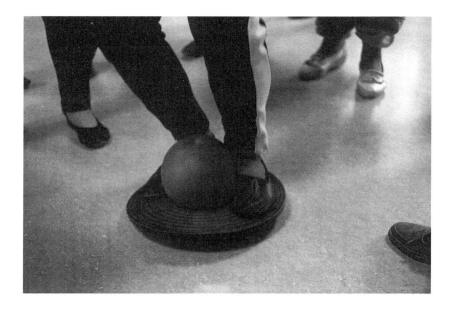

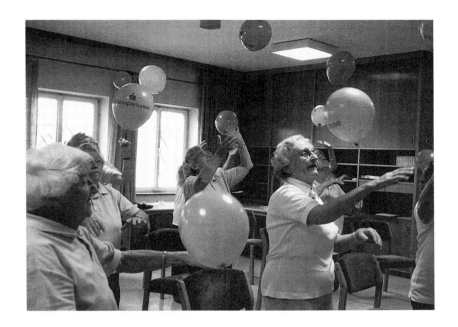

Der Übungsleiter gibt zu Beginn des Trainings sein Schwerpunktthema bekannt, beginnt mit Übungen zur Körpererfahrung und Förderung der Beweglichkeit, engt schließlich diesen Spielraum immer mehr ein und konzentriert sich nun gezielt auf sein Hauptthema. Einfallsreichtum bei der Übungsauswahl, gutes Beobachten und die sofortige Bewertung und Umsetzung der Beobachtungen sowie eine passende rhythmische Begleitung machen aus jedem trockenen Trainingsprogramm ein unglaublich positives Erlebnis sowohl für den Teilnehmer als auch für den Lehrer.

»Ich hätte nie gedacht, daß einem dazu soviel einfallen kann!«

Was kann ein Übungsleiter sich noch Schöneres wünschen als ein solches Lob?

Im Trainingsaufbau hat sich der folgende Weg bewährt:
1. Kennenlernen des Objekts mit all seinen Bewegungsmöglichkeiten, z. B. Hand, Fuß, Hüfte usw.
2. Training der Funktionsverbesserung bis zur Optimierung,

3. Festigung des Trainingszieles,
4. Stabilisierung und Automatisierung.

Anatomische und physiologische Kenntnisse sind gerade im Seniorensport wichtig. Nur »halb« ausgeführte Bewegungen führen nicht zum Ziel, sie bewirken im besten Falle eine Kreislaufanregung. Wir sind heute, nach fast zwanzig Jahren praktischen Umgangs mit älteren und alten Menschen im Sport, mit unserem Wissen so weit fortgeschritten, daß wir die Grenzen des Machbaren erkennen. Auch alte Menschen muß man fordern und sie an ihre Leistungsgrenze heranführen. Kleine Bewegungsspielchen nach dem Motto »na, komm Oma, jetzt bewegen wir mal den Arm ein bißchen« helfen nicht, drohende Bewegungseinschränkungen so gering wie möglich zu halten.

Inaktivität im Alter ist Rückschritt!

Wer einmal eine Gelenk-Ruhigstellung über längere Zeit infolge einer Fraktur o. ä. erlebt hat, weiß, wie schnell Beweglichkeit und Kraft verlorengehen und wie lange es dauert, bis sie in ihrem vorherigen Ausmaß – und ob überhaupt! – wiederhergestellt sind.

Deshalb braucht der Übungsleiter umfassende Kenntnisse, dazu eine große Portion Energie und die Motivationsfähigkeit eines Alleinunterhalters, dann wird die Aufgabe bestens gelingen!

Schlußteil oder Stundenausklang

★ Erholung
★ Entspannung
★ Freude
★ Neugier

sind Merkmale, die den Schlußteil einer Übungsstunde bestimmen. Er kann sich vom Hauptteil der Stunde völlig unterscheiden, der spielerische Aspekt überwiegt dann. Die Praxis lehrt, daß, gleichgültig ob Spiel oder Tanz, die Regeln dazu so gering wie möglich gehalten werden müssen. Die Teilnehmer erleben diese

Phase als Erholung und Entspannung, die Freude schafft. Die Bereitschaft der Konzentration auf größere Lernprozesse schwindet.

Tänze, dem Leistungsstand der Gruppe angepaßt, Tanzspiele, Bewegungs- und Staffelspiele mit Wettbewerbs-Charakter passen gut an den Schluß der Stunde. Umfangreiche Korrekturen finden hier keinen Platz, wichtig ist die gemeinsame Aktion: Bei den Wettspielen gibt es keine Verlierer, nur Sieger: 1., 2., 3., 4., ... Sieger!

Jeder Teilnehmer soll mit dem Gefühl heimgehen, erfolgreich geturnt zu haben. Negative Empfindungen wie Ungeschicklichkeit, Unvermögen, Störung muß der Übungsleiter zu verhindern wissen durch die Auswahl der Aufgaben. Alle sollen wiederkommen wollen und sich wohlfühlen, wollen angenommen sein, aber auch ihren Allgemeinzustand verbessern.

So kommt gerade dem Stundenausklang größte Wichtigkeit zu, denn die positive Erinnerung motiviert am meisten und weckt die Neugier auf die nächste Stunde.

Kriterien für das Üben mit alternden Menschen

Die Grundlage zum Üben mit Senioren ist die Kenntnis der Bewegungsmöglichkeiten und -notwendigkeiten beim alten Menschen.

Anzustreben:

1. Für die Sicherheit des einzelnen ist es wichtig, sich im Sitzen und Stehen so weit aufrichten zu können, daß er imstande ist, seinen Scheitel lotrecht über die Stand- oder Sitzfläche zu bringen.

2. Die Blickrichtung ist parallel zum Boden einzustellen.

3. Der Kopf und das Gesicht sind aus der Frontalen um mindestens 45 Grad nach rechts und links zu drehen.

4. Jedes Ohr ist der Schulter zuzuneigen.

5. Ein Alternder soll mit jeder Hand an seinen Hinterkopf, an die gegenseitige Schulter und in die Kreuzgegend greifen und dort manipulieren können.

6. Zum Hinlegen, Aufstehen, Bücken und Aufrichten, Ins-Auto-steigen usw. ist die Erhaltung der Drehfähigkeit zwischen Brustkorb und Becken notwendig.

7. Die Geh- und Stehfähigkeit ist abhängig vom Ausmaß der Streckung in den Hüft- und Kniegelenken.

8. Das Wissen um einen festen, sicheren Griff hilft in vielen Situationen.

Zu vermeiden:

1. Ein Rückbiegen des Kopfes wegen der Kompressionsgefahr von Nerven und Gefäßen im Halswirbelsäulenbereich, ebenso das Kopfkreisen.

2. Ruckartige Bewegungen sowie Hüpfen und Springen aus Rücksicht auf die Wirbelsäule, Hüft- und Kniegelenke.

3. Längeres Knien, tiefes Rumpfbeugen, kurz dauernde Maximal-
   anstrengungen und unangemessene Dauerbelastungen. Noch-
   mals: »Das Herz ermüdet schneller als die Muskulatur.«
4. Atemanhalten oder Atempressen.

Regeln zur Orientierung für den Übungsleiter:

★ Der Umgangston mit älteren Menschen sollte freundlich, fröh-
   lich, höflich, rücksichtsvoll und einfühlsam sein. Nie kindlich
   oder kindisch.

★ Neulinge sind zunächst Kontaktsuchende, deshalb muß sich
   der Übungsleiter um eine Kontaktperson aus dem Kreis einer
   bestehenden Gruppe bemühen, vor allem, wenn er unbewuß-
   tes Ablehnen von »Eindringlingen« und »Außenseitern« spürt.

★ Lob und Anerkennung sichern das Erfolgserlebnis, besonders
   bei Leistungsschwachen; Kritik sollte sparsam, aber nicht per-
   sönlich angebracht werden.

★ Bei der Erklärung der Übung sollte nie ein Hinweis auf deren
   Wirkung fehlen, ebenso wie auf die Atmung und Entspannung.

★ Der Übungsleiter richtet sich nach dem sichtbaren Zustand der
   Teilnehmer!

★ Seine Geduld, Fürsorge, sein Frohsinn und Humor tragen bei
   zur freudigen Bereicherung im Leben des alternden Menschen.

TEIL III
STUNDENBILDER

Stundenbild 1: Gymnastisches Potpourri

Ziel: Erhaltung der Beweglichkeit
   Verbesserung der Herz- und Kreislauf-Situation
   Verbesserung der Muskelkraft.

A. Spielformen zum Aufwärmen

Teilnehmer gehen nach Musik frei im Raum.
Gewöhnung an Raumaufteilung, Mitspieler und Musik.
Der Leiter ruft die Aufgabe:

a) Alle Spieler schütteln sich 30 Sek. die rechte oder linke Hand, wer hat die meisten Kontakte?

b) Jeweils zwei Spieler gehen zueinander, sie heben beide die rechte Hand, legen die Handflächen gegeneinander, gehen eine ganze Umdrehung um den Partner herum, danach berühren sie sich mit den Handflächen der linken Hand und gehen eine ganze Umdrehung links herum, lösen die Handhaltung und bewegen sich frei im Raum.

c) Mehrere Führer sollen nur ihre Gruppe führen, so daß keine Gruppe eine andere berührt oder deren Wege kreuzt oder gar behindert.
   Die Aufgabe verlangt von den Anführern viel Raumgefühl und bestärkt sie im Selbstbewußtsein. Alle Spieler werden einmal zum Anführer der Gruppe.

d) Alle Spieler bilden einen Kreis, lösen ihn wieder auf und gehen weiter.

Kreis bilden und im Uhrzeigersinn weitergehen.

Kreis bilden und gegen Uhrzeigersinn weitergehen.

Alle Spieler verteilen sich gleichmäßig auf alle vier Ecken des Raumes.

Beschwingte Musik auswählen!

B. 1. Atemübungen

Ausgangsstellung (AS): Stand

a) Rechte Hand im Nacken: mit der Einatmung den Rumpf nach links beugen. Bewirkt eine starke Dehnung der rechten Flanke. Mit der Ausatmung in die Ausgangsstellung zurückkommen.

Entsprechend zur anderen Seite.

b) Beide Hände im Nacken, Ellenbogen zurückgespannt. Ellenbogen vorklappen, Rücken runden. Nun mit Einatmen Rücken strecken, Ellenbogen zurückziehen, Brustkorb weit machen und mit dem Ausatmen locker lassen.

2. Übungen für Finger, Hände und Schultern

AS: Sitz auf dem Stuhl

a) Finger zur Faust beugen, strecken.

b) Finger einkrallen, strecken, Faust machen, strecken, Kommando: Kleine Faust, große Faust.

c) »Klavierspielen«.

d) Rechter Arm in Vorhalte: Kreisen aus dem Handgelenk einwärts, auswärts, zusammen mit der linken Hand, auch Kreisen der Unterarme umeinander.

e) Arm wie d): Handgelenke beugen, strecken, überstrecken, auch wechselseitig.

f) Die Hände vor der Brust falten, Arme sind angebeugt: Arme strecken in Vor- und Hochhalte mit Eindrehen der

Finger gegen den Körper und Wegdrehen der Handflächen nach außen.

g) Beide Hände auf die Schultern legen und in verschiedene Richtungen, auch wechselseitig, kreisen.

h) Beide Hände in den Nacken legen, auf den Kopf legen, auf den Hinterkopf legen, dann beide Hände auf den Rücken legen, »Schürze binden«.

i) Schulterrollen und -schrauben mit seitwärts gestreckten Armen.

j) Armschwünge.

3. Wirbelsäulen-Mobilisation

AS: Sitz auf dem Stuhl

a) Hände fassen den Stuhl seitlich am Sitz: die Schultern vorziehen, den Kopf einrollen, Schultern zurückziehen, Kopf heben, d.i. Runden und Strecken der Brustwirbelsäule.

b) »Obst pflücken oder Wäsche von der Leine und in den Korb legen«, Drehung und Streckung der Wirbelsäule in Verbindung mit Beugung/Diagonalbewegung.

c) Arme in Seithalte: Drehung im Rumpf und z.B. mit der rechten Hand die linke Hand des Hintermannes erreichen – auch zur Gegenseite.

d) Bauchdecke anspannen, mit dem Steißbein versuchen, den Sitz zu erreichen = Becken aufrichten.

e) Bauchdecke lockern, ins Hohlkreuz kommen = Becken kippen.

f) Becken aufrichten und dabei das Knie in Richtung Nase ziehen – beim Kippen das Bein aufstellen.

g) Beckenbewegungen mit Händen auf dem Kopf aufgelegt.

4. Übungen für die Hüftgelenke

AS: Stand an der Stuhllehne und dort festhalten

a) Standbein beugen, Spielbein zurücksetzen, Oberkörper bleibt aufgerichtet.
b) Füße abwechselnd auf die Sitzfläche stellen, auch seitwärts – »Treppen steigen«, hohes Bein- und Knieheben.
c) »Figurenzeichnen« mit Bein und Fuß.

5. Fußübungen unbelastet

AS: Sitz auf dem Stuhl

Knie rechtwinklig, Füße sind genau unterhalb der Knie aufgestellt. Im besten Falle sind die Füße unbekleidet.

a) Zehen einkrallen.
b) Zehen am Boden lang machen.
c) Zehen spreizen.
d) Zehen vom Boden wegheben.
e) »Raupengang«: Zehen stark einbiegen in den Grundgelenken, dabei die Fersen heranziehen.
f) Fußinnenkanten hochziehen,
g) Fußaußenkanten hochziehen – Drehung um die Längsachse.
h) Fußballen hochziehen, nur die Fersen bleiben am Boden.
i) Fersen hochziehen, auf Zehenspitzen stellen.
j) Fußkreisen, das Bein wird gestreckt gehalten.

C. Spiele in großen Gruppen

a) Ein Doppelklöppel (Ball) soll am Boden rollend mit 2 gehaltenen Stäben um ein Wendemal geführt werden – auch im Slalom.

b) Wanderball

Spieler stehen in Reihen hintereinander. Ein Ball wandert über den Kopf der Spieler nach hinten bis zum Letzten. Dieser geht mit dem Ball nach vorne und gibt den Ball rückwärts über den Kopf weiter.

Welche Gruppe löst die Aufgabe zuerst?

c) Der erste Spieler jeder Reihe hat einen Luftballon in den Händen: Der Spieler versucht, den Ballon in den Händen zu tragen (darf nicht gehalten werden). Auch mit 2 Ballons.

d) Vor jeder Reihe steht im Abstand von 8–10 m ein Stuhl. Der erste Spieler trägt 3 Bälle zu diesem, legt sie vorsichtig ab, klatscht oberhalb des Kopfes in beide Hände, nimmt alle Bälle auf und geht zu seiner Reihe zurück.

Welche Reihe schafft es zuerst?

e) Übungen in Kreisform bringen größere Pausen für den Übenden:

Der Leiter steht im Kreis und wirft jedem den Ball zu, der Spieler schlägt diesen zurück. Spieler prellen sich den Ball im Uhrzeigersinn zu. Spieler prellen den Ball schräg durch den Kreis zu einem Partner.

Stundenbild 2: Schulung des Gleichgewichts – mit und an dem Stuhl, mit dem Partner

Als Beispiel eines Übungsprogramms über mehrere Wochen verteilt, das aufgegliedert in allen Stunden verwendet werden kann. Das Ziel ergibt sich aus der Thematik.

a) Sitz auf dem Stuhl: Fußbelastung,
   Stellung von Knie- und Hüftgelenk in bezug zum Fuß,
   Fußbewegung bewußt spüren.
b) Aufstehen – hinsetzen.
c) Fußbelastung im Stand mit Halt an der Lehne.
d) Gleichgewicht (Störung durch Partner).
e) Gewichtsverlagerungen.
f) Ballenstand – Einbeinstand.
g) »Hinauf« – »hinunter«.
h) »Der bewegliche Untergrund«.
i) »Schwäne«, »Geier«, »Störche« oder »Schlittschuhläufer«.
j) Balancieren und spielen.

Zu a)

Der optimale Sitz auf dem Stuhl mit der physiologisch einwandfreien Stellung der Hüft- und Kniegelenke sowie der Fußbelastung wurde im Kapitel über Übungsmöglichkeiten an und mit dem Stuhl bereits ausführlich behandelt. Ist nun die Schulung der Balance das Ziel der Übungsstunde, gehört das Bewußtmachen der Fußbewegungen ebenso dazu wie die Vermittlung des Fühlens des Bodens:

Ist die Fläche eben oder schräg, wellig oder glatt, hart oder weich, kalt oder warm?

Kann sich der Fuß auf diesem Grund »ausbreiten« und Standsicherheit vermitteln?

So kann die Aufgabe lauten: »Den Fuß so aufsetzen, daß die ganze Sohle aufliegt bei gleichverteilter Belastung: Einen Fußabdruck hinterlassen!«

Zu b)

Aufstehen und hinsetzen erfordert schon sehr viel Haltearbeit hinsichtlich des Gleichgewichts, wenn man nicht die Möglichkeit des Abstützens hat. Wie geschieht das Aufstehen?

Immer wieder ausgehend vom optimalen Sitz, werden die Füße zurückgezogen, der gerade gehaltene Rumpf wird in eine Schrägvorlage gebracht. Hilfreich ist folgende Vorstellung: Vom Hinterkopf bis zum Steißbein ist eine Schnur gespannt, an der die Wirbel aufgehängt sind. Zieht eine zweite Person am Kopf diese Schnur in die verlängerte Richtung der Wirbelsäule, hebt sich das Becken vom Sitz, der Körperschwerpunkt verlagert sich über die Knie, Hüft- und Kniegelenke strecken sich, der Stand ist erreicht.

Das Hinsetzen erfolgt in umgekehrter Reihenfolge unter erhöhtem Risiko, denn der Stuhl ist in dieser Phase nicht sichtbar.

Der Übergang vom Sitz, die Gewichtsübernahme des Rumpfes auf die Beine, in den Stand stellt höchste Anforderungen an das Gleichgewichtsgefühl.

Im täglichen Bewegungsprozeß geschieht dieser Ablauf automatisch und meist mit Schwung oder unter Inanspruchnahme von Hilfen.

Zu c, d, e, f)

Im Stand wird die Belastung der Füße, die Stellung der Beine ergänzt durch die Haltung des Rumpfes.

Die Vorstellung, der höchste Punkt des Kopfes soll an die Zimmerdecke stoßen, bewirkt eine Streckung in der Wirbelsäule.

Ungeübte verhalten sich in der Regel so: Sie heben das Kinn, die Nase richtet sich nach oben, der Bauch schiebt sich vor, denn der Rücken wird überstreckt. Die Korrektur vollzieht eine Anspannung der Bauchmuskulatur, der »Gürteleffekt« kommt zum Tragen: In der Körpermitte bin ich fest, im Sinne von stabil. Hier halte ich meinen Rumpf aufrecht, ohne die Schultern vor Anspannung an die Ohren ziehen zu müssen. Überstreckungsschmerzen im Rücken verschwinden, Gewichtsverlagerungen vom rechten auf das linke Bein bis hin zum Einbeinstand gelingen. Ein wunder-

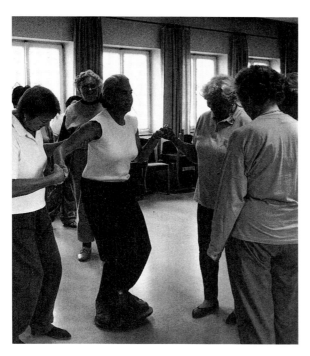

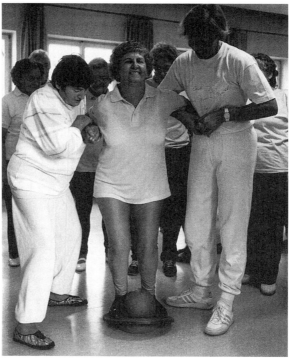

bares Körpergefühl! Wesentlich tragen zum Erfolg das Konzentrationsvermögen und eine ruhige Atmung bei.

Nun erweitern Spielformen die Standsicherheit. Beispielsweise versucht eine Person A durch ständiges Anstoßen eine Person B aus dem Stand zu bringen. Armschwünge bei motivierender Musik lockern die Schulter- und Nackenmuskulatur. Leichte Bälle können zu- und abgespielt werden, und dies alles im Ballen- oder sogar Einbeinstand.

Zu g)

Nun folgt das hohe Beinheben mit Aufstellen des Fußes auf der Sitzfläche des Stuhles, ein Balance-Akt, der dem Treppensteigen nachempfunden ist. Als schwieriger erweist sich immer wieder das Hinabsteigen einer Treppe, das von niedrigen, großflächigen Stufen bis hin zu normalen Treppenbedingungen geübt werden muß, zunächst seitwärts, dann vorwärts.

Zu h)

Eine weitere Herausforderung an den Gleichgewichtssinn stellt der Stand auf einem beweglichen Untergrund dar. Vorausgehen muß ein langandauerndes Training mit festem Halt, sei es an der Stange oder am Partner. Leichtsinn und Überschätzung müssen von Anfang an ausgeschlossen werden, weil besonders die Kniegelenke verletzungsanfällig sind, z. B. beim Stand mit gebeugten Beinen auf einer sich auf und ab bewegenden oder auch kreisenden Oberfläche.

Zu i, j)

Zur fröhlichen Auflockerung dieses sehr schwierigen und anstrengenden Programms dienen Bewegungsaufgaben aus dem Bereich der Natur. Vor allem regen Darstellungen aus der Vogelwelt die Phantasie der Teilnehmer an, aber auch Sportarten werden gerne nachvollzogen und zu echten Pantomimen erweitert.

Wichtig bei allen Phasen des Balance-Trainings ist die ausgewogene, gleichmäßige Belastung aller betroffenen Gelenke und der Einsatz der Rumpfmuskulatur bezüglich der Haltung.

Stundenbild 3:
Gymnastik mit der Zauberschnur I (ZS)

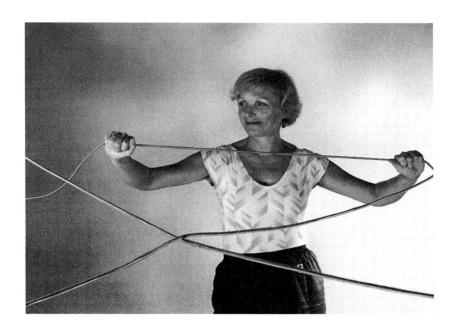

Ziel: Erwärmen

   Körperbildung im Kreis mit zusammengeknoteter Schnur
   Bewegungsbildung im Sitz hintereinander und langer ZS
   Reaktionsvermögen

A. AS: Stand

   Schwingen, Dehnen, Ziehen, bewußt alle Bewegungsmöglichkeiten erleben lassen.

B. AS: Stuhlkreis, alle Teilnehmer halten die ZS brusthoch in beiden Händen,

Front zur Kreismitte
a) Kreisen in der Horizontalen.
b) Schwingen hoch – tief – hoch, nach rechts und links.
c) »Wellen«.
d) Frontalkreisen (nach rechts und links) – Übereinstimmung mit Nachbar!
e) Wechselweise mit dem Knie, dann mit dem Fuß an die ZS tippen.
f) ZS mit einer Hand gefaßt:
– Diagonalbewegungen z. B. von rechts oben zum linken Fuß unten,
– Rumpf: Drehbewegungen – die Hand wandert zum jeweils rechten Knie jedes Nachbarn.
g) AS: Sitz hintereinander, ZS in der rechten Hand:
– Rumpfseitbeuge – mit langem Arm die ZS von der rechten über dem Kopf in die linke Hand geben,
– ZS mit beiden Händen über dem Kopf gehalten: den langen, geraden Rumpf vor- und zurückbewegen,
– ZS vom rechten Fuß unten nach rechts hinten oben bringen – nachschauen und Rücken dabei strecken,
– Runden und Strecken der Wirbelsäule: beim Runden wird die ZS nach vorn geschwungen, beim Strecken nach hinten,
– »Eisenbahn« = Armkreisen mit Runden und Strecken der Wirbelsäule.

C. Spiel: Sitzkreis, alle Teilnehmer halten mit beiden Händen die ZS, ein Spieler steht in der Kreismitte: Er versucht, jeweils eine Hand abzuschlagen. Die anderen Spieler dürfen kurz eine Hand von der ZS lösen, müssen aber dann wieder zufassen – also reagieren. Wer abgeschlagen wird, muß in die Kreismitte.

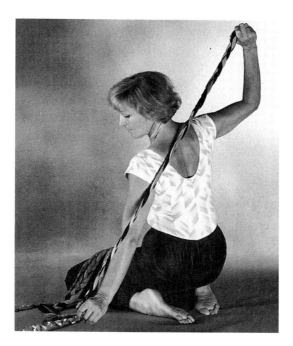

Stundenbild 4:
Gymnastik mit dem Strumpfzopf (SZ)

3 Paar Nylonstrümpfe werden zu einem festen Zopf geflochten (dehnbar!).

Ziel: Erwärmen
     Körperbildung auf dem Stuhl
     Mobilisierung von Schultern und Rumpf
     Koordination und Reaktion

A. Paarweise gegenüber oder hintereinander stehen und in jeder Hand ein SZ-Ende halten: 1 führt 2 durch den Raum, auch mit geschlossenen Augen.

B. Der Strumpfzopf bietet ein ähnliches Programm wie die Zauberschnur durch seine Dehnmöglichkeiten. Er wird aber immer nur von einem Teilnehmer verwendet. Hinzu kommen Übungen aus dem funktionellen Seil- und Stab-Programm, die hier für die Teilnehmer angenehmer empfunden werden, weil das Material weich ist.

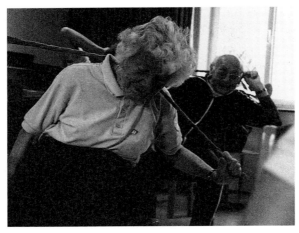

Partnerübungen, Übungen in Kleingruppen, wobei jeder Teilnehmer ein SZ-Ende hält:

a) Zur Mobilisierung im Schultergelenk: Pendeln, Schwingen, Dehnen.

b) Zur Mobilisierung des Rumpfes: Drehen, Seitbeugen, Seitziehen, Vorbeugen, Strecken.

C. Gymnastischer Ausklang nach der »Sternpolka« (Fidulafon Nr. 1178)

a) Paarweise gegenüberstehen in Schrittstellung, in jeder Hand ein SZ-Ende.

Zählzeiten:

− 4 × 8 Wechselweise vor- und rückschwingen der Arme mit leichter Rumpfdrehung,

− 3 × 8 auf 8 Zählzeiten ¼ Drehung − 2 × wiederholen,

− 1 × 8 zum »Stern« formieren:

Ein Herr bekommt von je 3 Damen das SZ-Ende in die Hand = 1 Herr mit 6 Damen; die übrigen 5 Herren lösen sich von ihren Damen.

− 4 × 8 Der »Stern« dreht sich 16 Zählzeiten in die eine Richtung − dann 16 Zählzeiten in die Gegenrichtung. Umfassen!

Gleichzeitig gehen die Herren »Lasso« schwingend durch den Raum und »fangen« sich eine neue Dame.

− Wiederholen von vorne!

Stundenbild 5:
Gymnastik mit dem Bohnensäckchen (BS)

Waschhandschuh, gefüllt mit ca. 150 g Bohnen (Erbsen, Linsen, Kirschkerne o. ä.); Maße: ca. 12 × 12 cm. Bohnensäckchen können auch im Fachhandel gekauft werden.

Ziel: Erwärmen
Körperbildung im Sitzen
Partnerübungen zur Schulung der Geschicklichkeit und Reaktion
Spielerischer Ausklang zur Erholung

A. Musik: ¾-Takt

AS: Stand
a) Vor- und Rückschwingen eines Armes mit kurzem Abwerfen und Fangen des BS:
  – Wechsel von der rechten in die linke Hand,
  – Wechsel auch hinter dem Rücken und vorne.
b) BS vor dem Körper von der rechten in die linke Hand »schaufeln«.
c) Diagonalschwünge mit dem rechten Arm und gegengleich.

B. Musik: ⁴⁄₄-Takt

AS: Sitz, BS auf dem Kopf aufgelegt, die Hände auf der Sitzfläche aufgestützt:
a) Die Wirbelsäule »lang« machen – dabei das BS in Richtung Decke schieben,
b) Den Kopf langsam nach rechts und links drehen,
c) Den Rumpf drehen, mit der linken Hand die rechte Hüfte antippen und ggl.,
d) Die Lendenwirbelsäule runden und strecken, d. h. das Becken aufrichten und kippen.

Das BS in beiden Händen:

e) Von den Knien in den Nacken führen und zurück,
f) Im Nacken halten – den Rumpf seitbeugen,
g) Rumpfseitbeuge mit langen Armen – dabei in der Senkrechten das BS im Nacken von der einen in die andere Hand geben.

Das BS auf ein Knie legen:

h) Mit Anspannung der Bauchmuskeln das gebeugte Bein anheben und ausstrecken.

Das BS auf dem Fußrücken:

i) Das Bein strecken und beugen – dann mit Schwung das BS vom Fuß in die Hand werfen.

Das BS auf der Fußinnenkante:

j) Das gebeugte und nach außen gedrehte Bein anheben, bis die Ferse in Kniehöhe des anderen Beines ist.

Partnerübungen: Stand oder Sitz gegenüber

k) Alle Formen des Übergebens, Zuwerfens und Fangens schnell und langsam
   – mit der Hand,
   – mit beiden Händen.

C. Spiel im engen Sitzkreis: 2 Mannschaften, 1 und 2 abzählen.
   Ein rotes und ein blaues BS starten bei gegenübersitzenden Teilnehmern der Mannschaften 1 und 2: Durch Zuwerfen auf der Kreisbahn innerhalb der Mannschaft soll ein BS das andere erreichen.

Stundenbild 6:
Gymnastik mit dem Wasserball (WB)

Ziel: Gewöhnung an die Eigenart des Balles
Verbesserung der Beweglichkeit
Schulung der Reaktion
Schulung der Koordination
Verbesserung der Ausdauer durch das Spiel.

Rhythmische Unterstützung: Musik, der jeweiligen Übungsfolge angepaßt.

A. Raumgewöhnung, Erwärmung, Reaktion
Alle gehen durch den Raum, 5 Personen tragen je einen WB. Bei jeder Begegnung wird der Ball weitergegeben und der eigene Name genannt. So wandern die Bälle von einem zum anderen!

B. Sitz auf einem Stuhl oder Hocker, jeder Teilnehmer erhält einen WB

a) Erspüren der aufgerichteten Wirbelsäule, der Drei-Punkte-Fußbelastung, der optimalen Stellung Fuß – Knie – Hüfte – Rumpf – Schultern – Kopf.

b) Den Ball beidhändig gefaßt mit der Rumpfstreckung vor hoch in Schulterhöhe heben, auf den Kopf, in den Nacken, anschließend zurück in die Ausgangsposition senken.

c) Den WB rechts neben den Füßen aufheben und mit Schwung über die Körperstreckung links neben den Füßen ablegen.

d) Achterschwünge mit dem WB.

e) WB aus beiden Händen abwerfen und fangen, nach dem Abwurf bewußt den Rumpf und die Arme schräg vor nach oben strecken.

f) Wie e), doch der gegenübersitzende Partner fängt den WB.

g) Ein Partner wirft den WB zum Partner, der kickt ihn sofort zurück.
Beinwechsel!

h) Ein Teilnehmer hält den WB dem Partner vor die Nase, dieser soll mit der Hand den Ball antippen und wird ständig geneckt, indem ersterer diesen Bemühungen auszuweichen versucht. Der Ballwechsel erfolgt nach dem erfolgreichen Antippen.

i) Je ein WB wird von der eigenen Hand und von der des Partners gehalten, d. h. zwei Hände – ein Ball oder vier Hände – zwei Bälle: In ruhiger Folge werden die WB unter Einbeziehung des Rumpfes nach oben, unten, zur Seite geschoben und unter leichtem Druck der Hände bewegt. Die Einstellung auf den Partner spielt hier eine wichtige Rolle!

j) Jeder übt allein und hält den WB brusthoch: Wechselweise, in flottem Rhythmus, soll mit dem Knie und der Ferse, bei ausgedrehtem Bein, an den Ball getippt werden.

C. Alle stehen im Kreis, max. 12 Personen, und halten sich an den Unterarmen:
Mehrere Bälle, ca. 5 Stück, liegen im Kreis und werden mit dem Fuß angestoßen. Kein Ball darf den Kreis verlassen!
Dieses Spiel kann auch in sitzender Position im Stuhlkreis gespielt werden.

Stundenbild 7:
Gymnastik mit dem Doppelklöppel (DK)

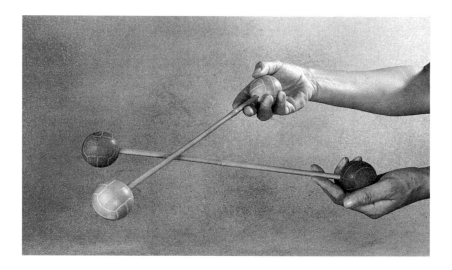

Der Doppelklöppel besteht aus einer ca. 30 cm langen Bambus-stange, an deren Enden je ein Vollgummiball aufgesteckt ist.

Ziel: Verbesserung der Beweglichkeit
   Schulung der Konzentration – Reaktion – Koordination
   Einführung in die Technik des Schwingens
   Rhythmische Bewegungserfahrung mit Verbesserung der
   Ausdauer

A. Jeder Teilnehmer erhält einen DK, alle gehen durch den Raum.
   Bei Musik-Stop werden Aufgaben ausgeführt, z. B.:
   16 × an die Wand klopfen,
   16 × auf den Boden klopfen,
   16 × mit der Stange gegen die Stange eines Partners klopfen,
   den DK so oft wie möglich mit vielen Partnern tauschen.

B. a) Erspüren der optimalen Körperhaltung im Sitz auf einem Stuhl oder Hocker. Der DK wird waagrecht zwischen beiden Händen eingeklemmt und über dem Kopf mit gebeugten Armen gehalten:
   – Ellbogen zurück- und vorziehen,
   – Rumpfseitbewegung rechts und links.,
   – Drehung bei langer Wirbelsäule.

b) AS wie a), aber den DK im Nacken halten bei aufrechter Körperhaltung.

c) Den DK quer auf den Kopf legen, den Rumpf strecken – aufstehen – hinsetzen, ohne den DK zu verlieren.

d) Den Bauch einziehen und den DK mit beiden Händen zum Bauchnabel ziehen.

e) In das »Fenster« Rumpf-Arme-DK wechselweise ein Knie ziehen.

f) Im Stand mit dem rechten gehaltenen DK rückwärts die linke Ferse antippen. Achtung, Hüftgelenk strecken und über die rechte Schulter schauen!

g) Den DK von der rechten in die linke Hand werfen und fangen.

h) Mit verschiedenen Handstellungen fangen (z. B. rechte Hand von oben, linke von unten)

i) Den DK waagerecht auf einem Finger balancieren und einem Partner weitergeben.

j) Den DK einem Partner zuprellen und fangen.

C. Vom Pendeln zum Schwingen mit Abwerfen und Fangen des DK
Durchfassen zu langen Reihen mit dem DK: gemeinsames Schwingen seitwärts, vorwärts und rückwärts.

Stundenbild 8:
Gymnastik mit Vollgummibällen
(Durchmesser ca. 6–8 cm)

Ziel: Dosiertes Krafttraining
Schulung der Beweglichkeit – Koordination – Reaktion
Erspüren wohltuender Erholungs- und Entspannungstechniken.

A. Erwärmen durch schwungvolles Gehen am Platz und intensives Schwingen der Arme, hohes Beinheben mit Tippen des Fußes auf die Sitzfläche des Stuhles und großen, schwungvollen Rumpfbewegungen.

B. a) Den Ball zwischen die Handflächen nehmen und zusammendrücken und lösen:
– vor dem Rumpf,
– in Schulterhöhe, die Ellbogen gehen mit,
– über dem Kopf.
b) Den Ball mit einer Hand zusammendrücken und lösen.
c) Den Ball im Nacken von einer Hand in die andere geben. Kopf und Rumpf gerade halten!
d) Den Ball über die rechte Schulter mit der rechten Hand diagonal über den Rücken in die linke Hand rollen lassen. Kopf und Rumpf gerade halten!
e) Den Ball um die Taille geben und »Platz« für den Ball machen durch Strecken in der Lendenwirbelsäule und Bauchmuskelanspannung.
f) Den Ball wechselweise unter dem angehobenen Oberschenkel in die Gegenhand geben.
g) Den Ball zwischen den Knien zusammenpressen.
h) Unter jeden Fuß je einen Ball legen und die Fußsohle entlang rollen. Massage-Effekt!
i) Ein Partner steht hinter dem sitzenden anderen Partner:

Mit der flachen Hand oder zwei aufeinandergelegten Händen wird der Ball unter leichtem Druck entlang der Rücken- und Nackenmuskeln gerollt. Dies wird von allen Teilnehmern als äußerst angenehm empfunden!

j) Mit je einem Ball in jeder Hand abwerfen und fangen, dann prellen und fangen.

C. Alle sitzen im Stuhlkreis und spielen »Balljagd«:
Zwei gegenübersitzende Teilnehmer haben je einen verschiedenfarbigen Ball, z. B. gelb und blau. Beide Bälle werden in der gleichen Richtung weitergegeben: Der blaue Ball soll den gelben Ball einholen. Das Spiel endet, wenn die Bälle aufeinandertreffen.

Variante: Der Übungsleiter gibt während des Umlaufs Richtungswechsel an. Die Gruppe muß sehr schnell reagieren.

Stundenbild 9:
Gymnastik mit Tüchern (T)

(80 × 80 cm)

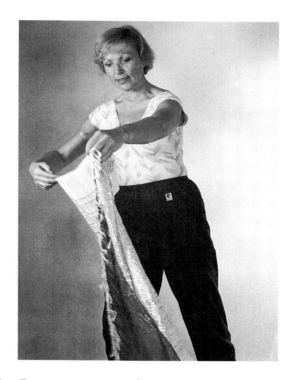

Ziel: Vergrößerung des Bewegungsausmaßes
   Schulung der Ausdauer
   Schulung der Koordination
   Positive Beeinflussung des Gefühls für Harmonie.

A. Jeder Teilnehmer hat ein T und alle gehen durch den Raum. Bei Musik-Stop treffen sich alle weißen T in der Mitte des Raumes, dann alle blauen, alle gelben, schließlich alle bunten T.

B. Das T macht das Bewegungsausmaß sichtbar und soll in voller Länge schwingen!

a) Das rechte schulterhoch an einem Zipfel gehaltene T nach links und rechts schwingen.

b) Diagonalschwung von rechts unten über die linke Schulter.

c) Schwünge über den Kopf von rechts nach links, das Tuchende berührt den Boden.

d) Jeweils ein Ende des diagonal gehaltenen T wird in einer Hand gehalten:
   - Schwingen des T in den Nacken,
   - Achterschwünge.

e) Das ausgebreitete T, in seiner ganzen Ausdehnung bewegt, erfordert gesteigerten Körper- und Bewegungseinsatz, z. B.:
   - Das T über den rechten Arm legen, diesen wie eine Fahnenstange hin- und herbewegen,
   - das T auf und ab schwingen, dabei soll sich die Körperbewegung dem T anpassen,
   - Achterschwünge mit dem großen T.

f) Mit dem Partner:
   Zwei T aufeinanderlegen, die Enden fassen, ruhig auf- und abschwingen.
   Die T bilden eine Kuppel!

g) Seitwärts schwingen mit Gewichtsverlagerung auf das rechte, dann das linke Bein.

h) Im Sitz gegenüber vor- und zurückziehen, auch diagonales Ziehen der T mit Einsatz der Bauchmuskulatur.

i) Die T wie eine Schaukel schwungvoll vom einen Partner zum anderen ziehen.

j) Im Stand die T aufwärts führen, dabei wechselweise auf einem Bein stehen und das Spielbein zurückschwingen (Hüftgelenk!).

C. In Übereinstimmung mit der Musik die geübten Bewegungen zu einer schwungvollen Komposition zusammensetzen und ausführen lassen.

Stundenbild 10:
Gymnastik mit der Zauberschnur (ZS) II

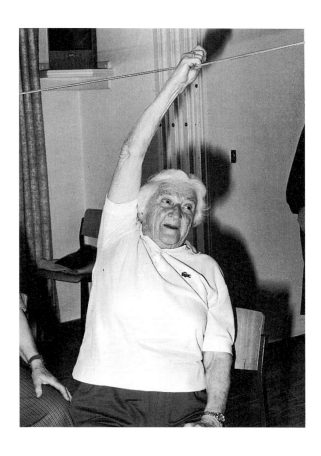

Ziel: Allgemeine Kräftigung
   Schulung des Gleichgewichts
   Schulung der Konzentration
   Erlebnis der Gemeinschaft durch die besondere Art des
   Handgerätes und die Ausgangsposition im Kreis.

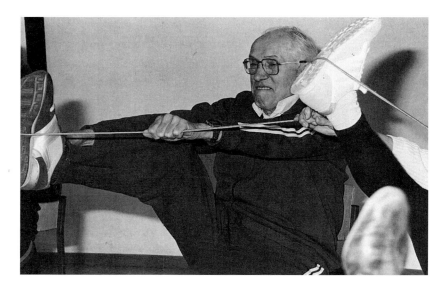

A. 10 Teilnehmer pro Gruppe gehen hintereinander durch den Raum, wobei sie ihre ZS mit der rechten Hand gefaßt halten: Auf Zuruf des Übungsleiters überholt immer der letzte seine marschierende Gruppe und begibt sich an deren Spitze.

B. a) Alle sitzen im Kreis und halten die geknotete ZS mit beiden Händen auf den Knien: Alle heben die ZS bei gebeugten Armen über den Kopf und ziehen sie dort in die Länge.

b) Sie führen die ZS in den Nacken. Achtung, Kopf- und Rumpfhaltung!

c) Die ZS beschreibt einen senkrecht stehenden Kreis, anschließend einen waagerecht liegenden – dies gelingt durch große Rumpfbewegungen der Ausführenden.

d) Brusthoch wird die ZS von allen gehalten und wechselweise mit dem Knie und der Ferse angetippt.

e) Ein Fuß wird zwischen den Händen in die ZS gestellt, das Bein wird gestreckt, so gut es geht.

f) Wie e), Fußstrecken und Drehen um die Fuß-Längsachse gegen den ZS-Widerstand.

g) Stand mit dem Rücken zur ZS, sie dort mit beiden Händen halten,
Schrittstellung:
Mit Gewichtsverlagerung auf den vorderen Fuß den Rücken strecken und die ZS auseinanderziehen.

h) Front zur ZS und sie mit beiden Händen fassen: Gemeinsame Gewichtsverlagerung nach rechts und links. Zum Kreisen kommen (s. o.).

i) Weiterführen zum Stand auf dem rechten Bein, dann linken Bein.

j) Ein gebeugtes Bein vor hoch, dann zurückschwingen. Hohe Anforderung an die Balancefähigkeit!

C. Gruppenaufgabe:
Wie kann die Gruppe mit der ZS Wellenlinien darstellen und sie fortlaufend neu entstehen lassen?
Beispiel: Bei vier Personen bildet immer der zweite den Wellenberg, der vierte das Wellental.

Stundenbild 11:
Gymnastik mit der Flugscheibe
(FS, Frisbee-Scheibe)

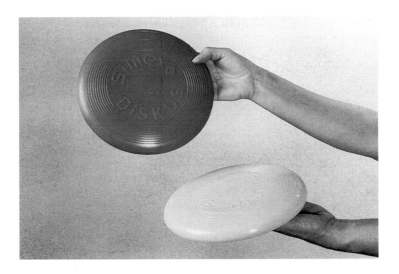

Ziel: Schulung von Koordination und Reaktion
      Verbesserung der Beweglichkeit
      Auseinandersetzung mit einem »harten« Handgerät.

A. Mehrere Gruppen zu max. 6 Personen bilden Mannschaften. Ihnen gegenüber in einiger Entfernung steht ein Stuhl mit der entsprechenden Anzahl FS.

Auf ein Signal gehen die ersten jeder Gruppe los, umkreisen ihren Stuhl, holen sich eine FS und stellen sich am Schluß ihrer Mannschaft auf, nachdem sie dem vordersten Spieler einen Handschlag gegeben haben.

Nun startet der zweite usw., bis alle eine FS haben, schließlich geht die gesamte Gruppe zusammen noch einmal diesen Weg.

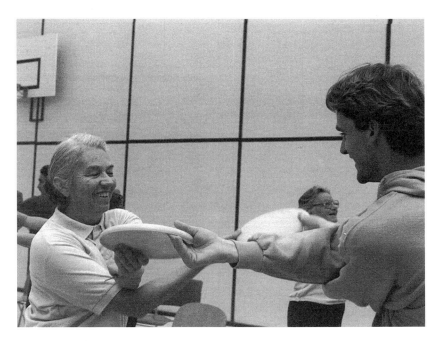

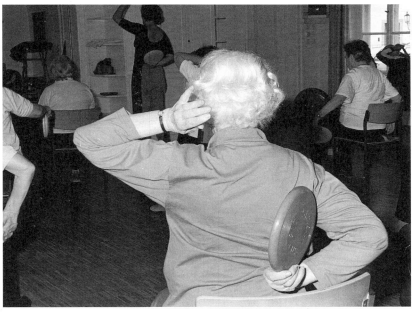

Sieger ist die Mannschaft, die zuerst mit ihren FS wieder in der anfänglichen Reihenfolge am Startplatz steht.

B. a) Vertrautmachen mit der FS durch betrachten, befühlen, balancieren, schwingen, abwerfen und fangen.

b) Schwingen vor und zurück mit Übergabe der FS von einer Hand in die andere, vor oder hinter dem Rumpf.

c) Schwingen, abwerfen und mit der anderen Hand fangen.

d) Im Sitz auf dem Stuhl die Wirbelsäule aufrichten. Gleichzeitig die FS auf den Fingerspitzen der rechten Hand balancieren und den Arm nach oben strecken. In der Streckung die FS über dem Kopf auf die Fingerspitzen der linken Hand übergeben und die Arme absenken, nach der Rückenstrekkung erholen.

e) Wie d) im Stand ausführen.

f) Entwicklung der »Kellnerübung«:
Die FS wird auf der flachen Hand balanciert, der Arm wird eingedreht, dann weiter die Hand vom Rumpf weggeschoben. Bei starker Rumpfseitneigung in die Gegenrichtung

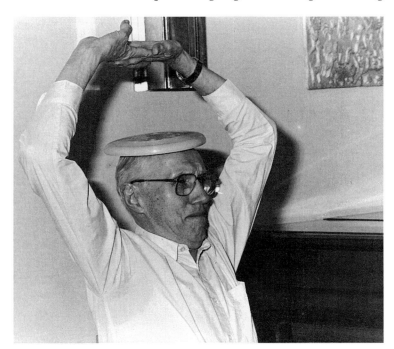

wird der Arm mit der FS schließlich über den Kopf und nach hinten ausgedreht in die Ausgangshaltung zurück. Große Rumpf- und weite Armbewegungen müssen vorgeübt werden!

g) »Zieltippen« mit den Füßen:
   Bei flottem Tempo tippen wechselweise Spitze und Hacke der Füße in die auf dem Boden liegende FS.

h) Mit beiden Füßen, ohne Hilfe der Hände, die Scheibe vom Boden aufheben.

i) Wie h), die FS dann in die Hände eines Partners geben.

j) Erlernen diverser Wurftechniken, Zuwerfen und Fangen mit dem Partner.

C. Das Wettspiel von A in umgekehrter Reihenfolge!

Stundenbild 12:
Gymnastik mit dem Tennisring
(TR, Ringtennis)

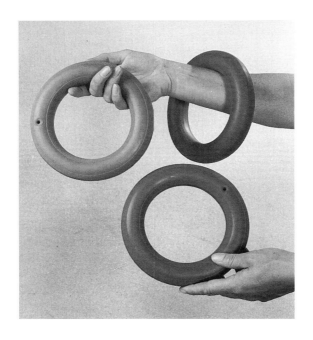

Ziel: Schulung der Balance
Einstellung auf Partner oder Gruppe
Schulung der Geschicklichkeit – Reaktion – Kraft – Ausdauer.

A. Alle gehen durch den Raum, jeder trägt auf dem Kopf einen
Tennisring.

Nach der Eingewöhnung versucht ein Teilnehmer ohne TR,
diesen zu bekommen, wie, bleibt seiner Kreativität und Geschicklichkeit überlassen. Ziel jedes Spielers ist es, immer
einen TR auf dem Kopf zu tragen.

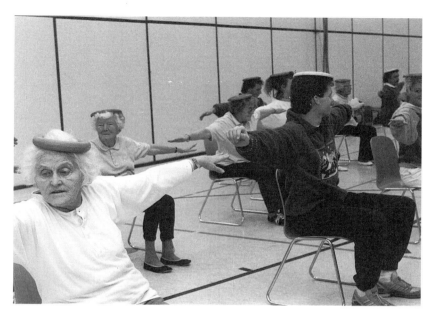

B. a) Erspüren der Streckung in der Wirbelsäule durch das Gewicht des TR auf den Kopf als Richtungsangabe. Ruhiges Drehen des Kopfes in optimaler Haltung folgt.

b) Die Zeigefinger beider Hände tippen in den TR auf dem Kopf, wobei die Ellbogen zurückgezogen und der Rücken gestreckt werden.

c) Ein Teilnehmer sitzt auf dem Stuhl, der Partner steht vor ihm und hebt einen Arm sehr hoch. Der Sitzende versucht nun, den TR in diese hochgehaltene Hand zu geben. Wichtig: Arm und Kopf in Verlängerung des Rückens!

d) Runden und Strecken der Wirbelsäule mit Einbeziehung vermehrter Beweglichkeit in den Schulter- und Ellbogengelenken: Die Partner sitzen oder stehen sich gegenüber, halten mit jeder Hand einen TR fest und beschreiben damit große parallele Kreise.

e) Beim Kreisen gegeneinander wird die Drehung in der Wirbelsäule noch hinzugenommen.

f) Ausgangsstellung wie d): Gleichzeitig versucht jeder, die TR zu sich zu ziehen. Verschiedene Zugrichtungen sind möglich. Auf die Atmung achten!

g) Stand gegenüber in Schrittstellung, die TR wie vorher gefaßt: intensives Pendelschwingen.

h) Parallelschwünge zunächst mit Gewichtsverlagerung, schließlich verharrt ein Partner in der Standwaage.

i) Ein Partner wirkt mit dem TR als Halt, der Übende benützt die TR als Griffe, setzt ein Bein vor und nach hohem Beinheben weit zurück. Hüftstreckung!

j) Beide winden sich gleichzeitig in einer ganzen Drehung unter ihren Armen mit den TR hindurch. Richtung beachten!

C. Zielwerfen der TR auf eine Stange oder den langgestreckten, schräghoch gehaltenen Arm eines Teilnehmers. Entwicklung eines Mannschafts-Wettspieles.

Stundenbild 13:
Gymnastik mit dem Theraband (TB),

ca. 90 cm lang, 10 cm breit; elastisches Band verschiedener Stärke.

Ziel: Kräftigung
Ausdauer
Beweglichkeit.

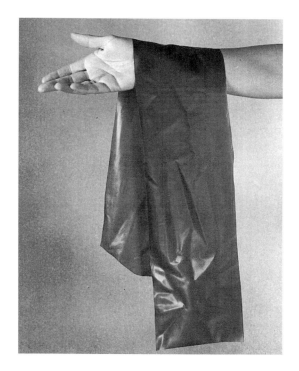

A. Große Schwünge rechts und links, das TB wird in seiner ganzen Länge mitgeschwungen, ähnlich dem Tuch (s. S. 105).

B. a) Stand, Arme lang hängend, die Handrücken nach vorn, das TB wird mit beiden Händen in Hüfthöhe hinter dem Rumpf gehalten: Das TB auseinanderziehen, dann *langsam* nachgeben!

  b) Rumpf- und Kniebeuge, die Arme hängen, die Hände halten das TB in der Kniekehle: gleichzeitig den Rücken

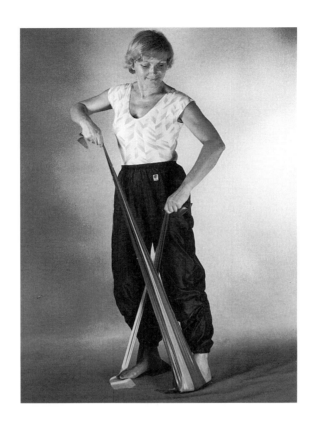

strecken, die Knie bleiben gebeugt, dabei das TB dehnen.

c) Rumpf- und Kniebeuge, das TB wird diagonal über dem Rücken gehalten, zwischen Schulter und Hüfte: gleichzeitig Rücken und Arme strecken.

d) Stand, die Arme seitwärts in Schulterhöhe angewinkelt, das TB in beiden Händen: die Arme zur Seite ausstrecken.

e) Sitz auf dem Stuhl, die untere Hand fixiert das TB auf der Sitzfläche: der obere Arm streckt sich.

f) Stand, ein Fuß steht auf dem TB, das über die Fußaußenkante geführt wird, die diagonale Hand hält das Band: gleichzeitig den Arm beugen und den Ellbogen in Schulterhöhe ziehen. Die Faust bleibt die Verlängerung des Unterarmes.

g) Stand mit Halt an der Wand, Schrank o. ä., das verknotete TB breitflächig um die Beine (dicht über oder unter die Knie) legen: ein Bein seitwärts, vorwärts, rückwärts abspreizen.

h) Mit den Füßen in der Schlinge stehen: in der Fuß-Bein-Achse ein Bein anbeugen.

i) Die Bandschlinge um die Fußgelenke legen, die Knie fest zusammenhalten: ein Bein im Kniegelenk beugen.

j) Rückenlage, Beine angestellt, die Bandschlinge liegt breit um beide Oberschenkel, dicht an den Knien, die Hände fassen die Schultern bei seitlich gebeugten Armen: wechselweise tippt ein Ellbogen mit dem gegenseitigen Knie zusammen. Treffpunkt über dem Bauchnabel.

k) Rückenlage, Beine zur Decke nach oben, Bandschlinge wie vor: mit Schwung das Becken vom Boden wegziehen.

l) Sitz auf dem Stuhl, das lange TB wird mit beiden Händen gehalten, der angehobene Fuß steht im breiten TB: die Fußinnenkante, anschließend Fußaußenkante hochziehen.

m) Wie l), mit dem Fuß kreisen.

C. Schwingen, lockern und lösen zur Entspannung.

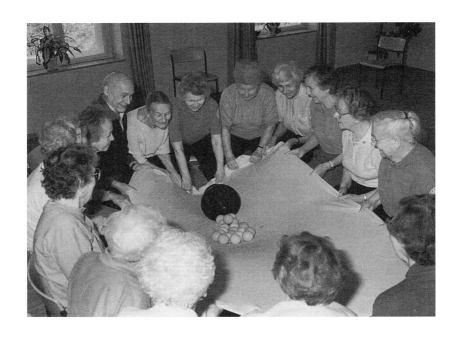

Stundenbild 14: Gesellige Bewegungsspiele

Ziel: Reaktion
   Kondition
   Koordination
   Kommunikation
   Geselligkeit.

A. »Verkehrskreuzung«

Aufstellung in Quadratform, auf jeder Seite eine Gruppe:
– am Spielfeldrand stehend oder
– auf vier Langbänken sitzend.
Ein »Verkehrspolizist« steht in der Mitte des Feldes und regelt den »Verkehr« mit entsprechenden Armbewegungen. Bei »grün« wechseln die betreffenden Gruppen die Plätze.

120

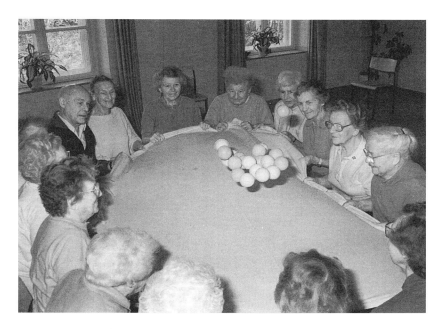

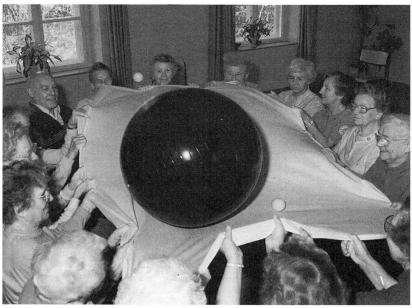

B. a) Führen und geführt werden
Zwei Teilnehmer stehen hintereinander in Schulterfassung. Der hintere führt durch Schieben seinen Partner sicher durch die Menge. Wechsel.

b) Wie a), der vordere hält die Augen geschlossen.

c) Beide fassen sich an beiden Händen und gehen durch den Raum: wer *vorwärts* geht, führt.
Auch mit geschlossenen Augen versuchen!

d) »Squash«
Einen Ball gegen die Wand spielen, aufprellen lassen, der Partner spielt zurück. Zunächst mit einem Wasserball üben, später mit einem Gymnastik- oder Volleyball.

e) »Tennis«
Gespielt wird mit einem Vollgummiball. Die Hand ist der Schläger.

f) »Werfen und fangen« mit dem Handtuch
Zwei Paare mit einem Ball und je einem Handtuch werfen sich einen (zwei?) Wasserball zu. Beim Abwurf muß das Tuch straff gespannt sein, beim Fangen dagegen locker.

g) Wie f), mit 5 oder 6 Paaren kann es ein Wett- oder Staffelspiel werden.

h) Spielen mit dem großen Schwungtuch 6 × 6 m. Alle fassen das Tuch und schwingen es auf und ab und bilden Wellen etc.

i) Ein Therapieball wird durch die Tuchbewegung ins Rollen gebracht.
Beachte die Armhaltung der Teilnehmer!

j) 10 Wasserbälle rollen über das Tuch: im Kreis, über die Diagonale, von der einen Seite zur anderen. Armhaltung!

C. Mehrere Gruppen, mindestens drei, bewegen in ihrem Tuch 10 Vollgummibälle in einen daraufliegenden Eimer.
Welche Gruppe schafft es zuerst, alle Bälle in den Eimer zu rollen und dort zu halten?

Stundenbild 15: Gesellige Tänze

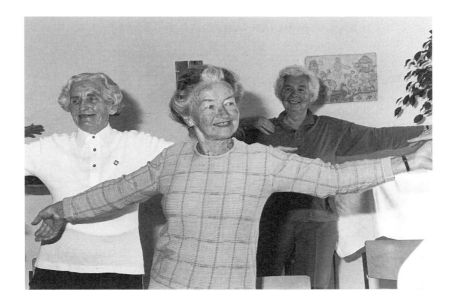

Tänze schulen die Gedächtnisleistung, die Reaktion und fördern die Kommunikation. Vier Tänze leichter bis mittlerer Schwierigkeit sind in einer Stunde zu lernen. Zum Lerneffekt trägt die Wiederholung der Tänze bei, die nie fehlen sollte. Für Tanzanfänger bilden Platz- und Partnerwechsel große Probleme. Bei der Anstrengung dürfen Freude und Spaß dabei nicht zu kurz kommen. Deshalb bedarf die Zusammensetzung der Tanzpaare besonderer Aufmerksamkeit. Unter Umständen muß der Übungsleiter den schwächsten Teilnehmer zum Partner nehmen, um den »Tanzgenuß« für alle zum Erlebnis zu machen.

Die ausgewählten Tänze können zu beliebigen Musiktiteln der Tanzmusik verwendet werden.

1. Blues

Paarweise gegenüber auf der Kreisbahn

1–4	seit tip in Tanzrichtung, seit tip gegen Tanzrichtung
5–8	drei Schritte auf der Kreisbahn seitwärts, auf 8 tip
1–8	gegengleich
1–4	seit tip, seit tip
5–8	der äußere Partner dreht unter dem Arm des inneren – oder: beide gehen einen kleinen Frontalkreis – oder: 4 kleine Schritte am Ort
1–4	seit tip, seit tip
5–8	nach rechts weitergehen zum neuen Partner

Wiederholung der ganzen Folge.

2. Rumba

Paarweise nebeneinander in Tanzrichtung
Zählweise: lang-kurz-kurz, lang-kurz-kurz

1–3	Schritt rechts vorwärts – links seitwärts – rechts anstellen
4–6	Schritt links rückwärts – rechts seitwärts – links anstellen
wdh.	
1–3	rechter Fuß kreuzt über linken Fuß, rechts belasten – links rückwärts – rechten Fuß anstellen
4–6	gegengleich
wdh.,	abschließend ¼ Drehung zueinander, rechte Hände gefaßt
2 Takte	Handtour rechts
2 Takte	Partnerwechsel

Wiederholung der ganzen Folge.

3. Langsamer Walzer

Paarweise in Gegenüberstellung auf der Kreisbahn mit Zweihandfassung, Außenfuß beginnt

1–2	2 Walzerschritte in Tanzrichtung (Herren vorwärts – Damen rückwärts)

3–4	mit 2 Walzerschritten ½ Drehung im Uhrzeigersinn
5–6	mit linkem Fuß beginnen: 2 Walzerschritte in Tanzrichtung (Damen vorwärts – Herren rückwärts), am Ende Handfassung lösen
7	kurz zur Kreismitte wenden, dabei für einen Moment zum Kreis durchfassen und sofort wieder Hände lösen
8	und mit ¼ Drehung (Herren im Uhrzeigersinn – Damen gegen den Uhrzeigersinn) zum neuen Partner wechseln

Wiederholung der ganzen Folge.

4. Samba

Paarweise nebeneinander auf der Kreisbahn in Tanzrichtung
Außenfuß beginnt

1	Schritt vorwärts mit dem Außenfuß
2	tip neben dem Standbein
3	Schritt vorwärts mit dem Innenfuß
4	tip neben dem Standbein
5–8	wiederholen 1–4
9	Schritt seitwärts mit Außenfuß
10	Innenfuß kreuzt vorn mit tip
11	Innenfuß seitwärts
12	Außenfuß kreuzt vorn mit tip
13–16	9–12 wiederholen, bei Takt 16 ¼ Drehung paarweise zueinander
17	rechte Hände klatschen zusammen mit Wechselschritt: rechter Fuß rechts rückwärts (rück – links belasten – an)
18	linke Hände – Füße gegengleich
19	rechte Hände – Füße wie 17
20	linke Hände – Füße wie 18
21–24	8 »Rutscher« seitwärts nach rechts, linker Fuß ist über rechten Fuß gekreuzt = Partnerwechsel zum nächsten Tänzer rechts

Wiederholung der ganzen Folge.

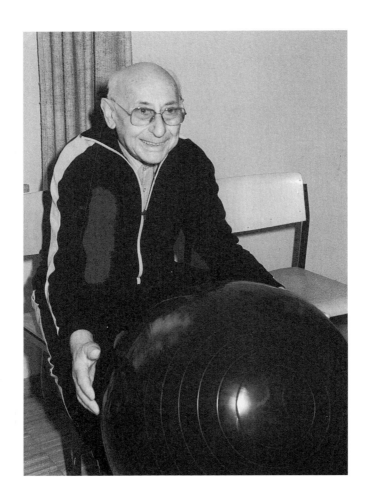

Quellenangabe

Deutscher Turner-Bund: Lehrplan Deutscher Turner-Bund 2, Seniorenturnen, BLV
Verlagsgesellschaft München Wien Zürich, 1983

Material Theraband

Zu beziehen bei   Mia Schmidt
Sportberatung für Senioren
Schützenweg 3b
8036 Herrsching

Thera-Band

System Of Progressive Resistance

Thera-Band gibt Ihnen die Möglichkeit, eigene, wirksame, aktive Widerstands-Trainingsprogramme zu entwickeln.

Thera-Band dient der Verbesserung der Kräfte, des Bewegungsbereichs und immer der Koordination kleiner und großer Muskelgruppen.

Die einzelnen Widerstandsstufen sind an der Farbe des Bandes zu erkennen.

Thera-Bänder gibt es in 7 Widerstands-werten, auf Rollen 15, 25 cm breit und entweder 5,50 m oder 45,75 m lang (Abb).

Den Bezugsquellennachweis erhalten Sie von:

Ludwig Artzt GmbH
Eckenheimer Landstr. 273
6000 Frankfurt 1
Tel. (069) 55 00 75, Fax 55 00 74

Bewährt in:
- Orthopädie
- Geriatrie
- Kinderheilkunde
- Handtherapie
- Sportmedizin
- Neurologie (Rehab)
- Gesundheitspflege zuhause
- Akute Pflege

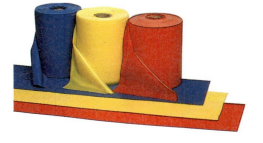

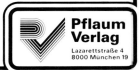